Flávio Danni Fuchs

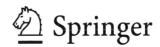 Springer

高血压诊疗要点
120/80 标准

Essentials of Hypertension
The 120/80 Paradigm

主　编　〔巴西〕弗莱维欧·丹尼·福克斯
主　译　匡泽民

天 津 出 版 传 媒 集 团
天津科技翻译出版有限公司

著作权合同登记号：图字：02-2019-100

图书在版编目（CIP）数据

高血压诊疗要点：120/80 标准 /（巴西）弗莱维欧·
丹尼·福克斯编著；匡泽民主译 . — 天津：天津科
技翻译出版有限公司 , 2019.10
　书名原文：Essentials of Hypertension: The 120/80
Paradigm
　ISBN 978-7-5433-3933-0

　Ⅰ . ①高… Ⅱ . ①弗… ②匡… Ⅲ . ①高血压－诊疗
Ⅳ . ① R544.1

中国版本图书馆 CIP 数据核字 (2019) 第 103476 号

First published in English under the title
Essentials of Hypertension: The 120/80 Paradigm
Edited by Flávio Danni Fuchs
Copyright © 2018 Springer International Publishing AG
This edition has been translated and published under licence from
Springer International Publishing AG.

中文简体字版权属天津科技翻译出版有限公司。

授权单位：Springer International Publishing AG
出　　版：天津科技翻译出版有限公司
出 版 人：刘子媛
地　　址：天津市南开区白堤路 244 号
邮政编码：300192
电　　话：022-87894896
传　　真：022-87895650
网　　址：www. tsttpc. com
印　　刷：天津海顺印业包装有限公司分公司
发　　行：全国新华书店
版本记录：710×1000　16 开本　9.5 印张　8 页彩插　190 千字
　　　　　2019 年 10 月第 1 版　2019 年 10 月第 1 次印刷
　　　　　定价：60.00 元

（如发现印装问题，可与出版社调换）

主译简介

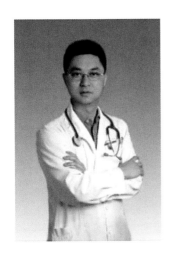

　　匡泽民,内科学博士,副主任医师,硕士研究生导师。现就职于首都医科大学附属北京安贞医院高血压科。北京医师协会高血压专业委员会社区高血压委员,高血压联盟 CHIEF 中青年专家团成员,光明网健康科普传播智库专家顾问,中国老年心血管病联盟第一届委员,多家专业杂志编委。

　　专业特长是高血压及相关疾病个体化诊断与治疗。对高血压病因筛查、亚临床靶器官损害评估、心脑肾血管疾病早期预警,以及特殊人群合理用药有深入见解。

　　主持/参与国家课题5项,发表论文40余篇,参编本专业著作5部,获软件专利著作权5项。

译者名单

主　　译　匡泽民　首都医科大学附属北京安贞医院

主译助理　奉淑君　南华大学衡阳医学院

　　　　　王　唯　首都医科大学附属北京安贞医院

　　　　　　　　　上海医格网络技术有限公司

译　　者　袁一展　河南省安阳市中医院

　　　　　陈珊珊　河南省安阳市中医院

　　　　　朱晓萌　河南省安阳市中医院

　　　　　王　强　河北省石家庄市中医院

　　　　　郑俊永　河北省唐山市玉田县医院

　　　　　王　瑛　清华大学信息技术研究院

　　　　　王　瑛　河南科技大学第二附属医院

　　　　　王仲华　湖南省郴州市第一人民医院

　　　　　唐欣颖　湖南省郴州市第一人民医院

　　　　　黄素兰　湖南省常德市第一人民医院

　　　　　王淑静　辽宁省中医药大学附属医院

　　　　　冯娜娜　山东省济宁市兖州区人民医院

　　　　　江　龙　江西省南昌大学第二附属医院

　　　　　谭　蓉　四川省遂宁市蓬溪县人民医院

　　　　　王佳洁　北京市海淀区北太平庄社区卫生服务中心

　　　　　唐文娟　吉林省一汽总医院（原吉林大学第四医院）

中文版前言

众所周知,高血压是危害我国人民生命健康的"头号杀手"。中国疾病预防控制中心 2013 年公布的一项横断面研究显示,中国高血压总人数已经突破 3.3 亿,每 3 名成年人中即有 1 人患高血压,每死亡 5 人至少有 2 人与高血压相关。全国每年因血压升高而导致的过早死亡人数高达 200 万,直接医疗费用每年至少达 366 亿元。如此严峻的健康状况,对高血压规范化诊疗提出极高要求。

随着时间的推移,以及人们对疾病认知的逐渐深入,高血压的定义也在不断发生新的变化。从 1977 年的 160/100mmHg 到 1997 年的 140/90mmHg,再到 2017 年美国《高血压指南》设定的 130/80mmHg,这些变化很大程度上都是由血压控制在心血管疾病预防中的重要性所驱动,并通过观察性研究、随机对照临床试验和药物经济学评估来共同验证的。

对于健康人而言,血压超过 120/80mmHg 就算偏高了。研究还发现,当血压超过 115/75mmHg 时,每增加 20/10mmHg,发生心血管并发症的风险就会增加 1 倍。所以说,对于没有高血压的健康人,应关注血压,并努力把自己血压维持在 120/80mmHg 以下。当然,基于目前证据和实践,对无心脑血管疾病、慢性肾病或糖尿病的患者,如果血压不超过 140/90mmHg,不需要应用降压药物;但如果患有上述疾病,则应视情况应用降压药物,将血压控制在 130/80mmHg 以下。

独行快,众行远。本书的所有译者,均为医格 APP——"匡说 | 高血压"专栏的核心成员,他们利用移动互联网方式,将高血压规范化诊疗的理念,传递到广大基层临床工作者当中去;他们思维敏捷、业务精湛,具有积极进取、开拓创新的精神,推广中国高血压规范化诊疗工作进步的一小步,也是向着他们自己的目标迈出的第一步。在各自完成日常临床工作和医格"匡说 | 高血压"专栏写作的同时,共同翻译了本书——《高血压诊疗要点:120/80 标准》。

本书从高血压的危害、治疗目标、发病机制、诊断与评估、预防及治疗等方面,对高血压相关诊疗内容进行了详尽缜密的阐述。本书内容全面、图文并茂、译文通顺,对所有高血压医师,甚至心内科、肾内科、内分泌科、神经内科、全科的临床医师而言,是具有参考价值与实用价值的,相信本书的出版也能够使广大的医者和患者受益。

当然，本书的观点相对超前，认为用于预防、诊断和治疗高血压的目标值应一致——均定义为 120/80mmHg，从内心我是接受这个观点的。但 120/80mmHg 目标值与现有的指南还有一段距离，还需要更多的临床证据支持。

最后，感谢上海医格网络技术有限公司对"匡说 | 高血压"专栏，以及对本书翻译工作的大力支持，感谢各位译者及出版单位付出的辛勤劳动。

2019 年 5 月 20 日于北京

前　言

　　高血压是全球性疾病,脑卒中和缺血性心脏病死亡人数的 50% 以上都是由其引起的。高血压会导致高血压性心脏病、主动脉瓣狭窄、急性主动脉综合征和外周动脉疾病,数百万患者还会出现心力衰竭、心绞痛、心律失常、慢性跛行及急性肢体缺血等疾病的临床表现,同时高血压也是痴呆症、慢性肾病及退行性黄斑病变的危险因素。

　　人们在寻找导致高血压的原因,制订有效预防和治疗策略上已取得巨大的进步。尽管如此,医生和社会并没有对这些证据给予应有的重视,也没有采取更积极的态度来消除高血压的危害,临床惰性仍然普遍存在。

　　大多数人认为,达尔文的理论依赖于自然观察和深入推理,没有任何实验支持。然而对于高血压,专家仍然要求新的证据来设定较低的诊断和治疗阈值,目前该阈值仍处于较高、较危险的水平。许多人仍然致力于调查高血压的原因,改进测量血压的方法以及评估高血压介导的靶器官损害,并就更有效的预防和治疗高血压的方法进行讨论。

　　相信未来会有更多证据出现,但有关高血压诊疗的关键数据目前是存在的,即用于诊断高血压的数值和作为预防和治疗的目标值应该是一致的:120/80 mmHg。预防和控制高血压的行动应尽早开始,这不仅仅是中老年人的问题,对于儿童和年轻人来说也同样重要。

　　肾脏对慢性钠超负荷的适应不足,解释了为什么血压水平会随着年龄的增长而不正常地升高。血压水平的评估应采用更精确的方式,而非使用听诊血压计测量的古老方法。预防和治疗应采取更加有效的措施,需要使用药物时,优先使用氯噻酮和保钾利尿剂。

　　我们团队进行了诸多研究,同时也参与了许多国际调查,并不断更新文献,因而我们能够为本书所涵盖的主题做出贡献并深入探讨。本书共分四章,分别介绍了高血压的危害及治疗目标、高血压的发病机制、高血压的诊断和评估,以及高血压预防和治疗的关键证据。希望本书使您有所收获。

弗莱维欧·丹尼·福克斯
于巴西大黄河州阿雷格里港

致　谢

感谢我的高级助理 Sandra Costa Fuchs，Leila Beltrami Moreira，Miguel Gus 和 Denis Martinez，以及来自巴西和其他国家的无数同事、已毕业和未毕业的学生、研究助理等，我们快乐的研究和学习过程使这本书成为可能。

目　录

第 1 章　高血压的危害及治疗目标

在经典的医学著作《医学原理与实践》（*The Principles and Practice of Medicine*）中，William Osler 爵士并未提及高血压或者血压过高 [1]。显然高血压在当时仍然未被人们认识，即便已有放大桡动脉脉搏波血压计可用于无创血压（BP）测量，但该技术并不可靠而未应用于临床。直到 1896 年 Spaione Riva-Rocci 发明了血压计，由此开创血压测量的新纪元 [2]。脉搏触诊法只能测量收缩压，直到 1905 年俄罗斯外科医生 Nikolai Sergeyevich Korotkov 通过听诊法识别了舒张压 [3]。接下来的几十年血压测量并无新的进展，唯一的变动就是纠正了"Korotkov"的拼写错误，在一些出版物中该词被改为"Korotkoff"。本书第 3 章将讨论血压测量的各种方法。

商业保险公司是最早识别高血压危害的。1911 年美国 Northwestern Mutual Life 保险公司的医疗总监决定，人寿保险的申请人应使用血压计测量血压作为购买保险的条件之一 [4]。1912 年，William Osler 在格拉斯哥皇家医师学院的一次演讲中提出，血压超过 160mmHg（编者注：1 mmHg ≈ 0.133kPa）即为高血压 [5]，然而他并未意识到高血压对于动脉粥样硬化的发病机制有着重要作用。

在随后的几十年中，高血压对心血管疾病发病所起作用的认识经历了起起伏伏。1939 年，Keith、Wagener 和 Barker 根据血压值、症状、心电图异常、蛋白尿 / 血尿和眼底视神经异常等指标的严重程度，将一个高血压患者队列分成 4 组 [6]（图 1.1，上表）。图 1.1（下图）显示，大多数Ⅳ级高血压患者在 1 年内死亡，他们都存在血压控制不佳、身体状况差，且有呼吸困难、蛋白尿、血尿和视盘水肿等情况。Keith-Wagener（KW）分类（名字"Barker"通常不包括在该命名之中）是眼底检查视觉异常的经典分类方法，仍常用于评估高血压患者的靶器官损害。然而，Ⅰ类和Ⅱ类不能鉴别高血压对视网膜血管的不同影响（见第 3 章）[7]。

然而许多人并未重视高血压与心血管疾病的因果关系。在经典的《心脏病学》[8] 一书中，作者 Paul White 甚至指出，高血压可能是一个重要的代偿机制，不应该进行干预。但 20 世纪 40 年代至 90 年代间进行的许多大样本队列研究结果毫无疑问地

KWB 分类

	I	II	III	IV
血压	轻度升高	升高	持续升高	耐受治疗
症状	无	无	呼吸困难,头痛	视觉障碍
身体状况	体健	体健	普通	差
ECG/肾功能	良好	良好	心电图异常/夜尿	+蛋白尿/血尿
眼底镜检查	轻度异常	中度异常	出血/渗出物	视乳头水肿

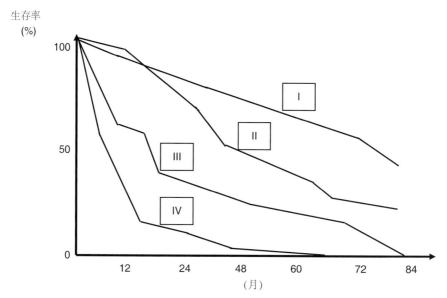

图 1.1　Keith-Wagener(KW)分类 [6] 和按照 KW 标准分类患者的存活率。

表明,高血压是心血管疾病的主要危险因素。

1.1　冠心病、脑卒中及心血管疾病的风险

　　队列研究显示,冠心病(CHD)和脑卒中是高血压的首要后果。前瞻性研究协作组织的首个荟萃分析,于 1990 年的第一份报告中着重强调了舒张压的风险,当时舒张压是诊断标准 [9]。该荟萃分析中引入了流行病学研究的"回归稀释偏倚"概念,对流行病学研究及临床实践都产生了重要影响(见第 3 章)。该研究选择 90mmHg 作为舒张压的参考值(图 1.2,上图),舒张压低于 90mmHg 时风险明显降低,并预期了

第 3 个荟萃分析的内容。前瞻性研究协作组在第 2 项荟萃分析中表明,青少年高血压患者的相对风险较高,老年高血压患者的绝对风险较高[10](图 1.2,下图)。

尽管有上述证据,单独的小型队列研究结果报告 BP 值较高时才有相关风险,其实血压较低时风险亦已存在。收缩压升高至 140mmHg 时升高的风险尚不清楚。Framingham 后期队列研究的作者认为,样条模型能更好地解释风险增加的原因[11]。该统计模型考虑了关联方向的动态变化,其结果显示,45~54 岁血压值低于

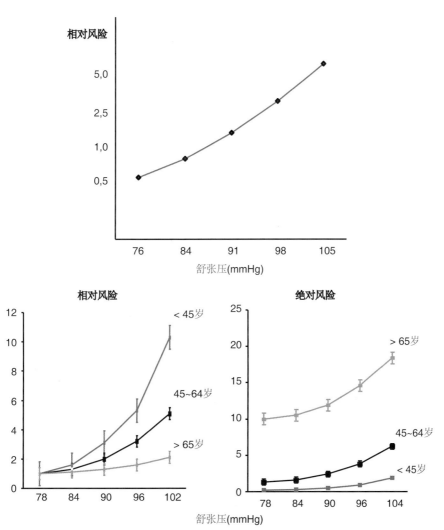

图 1.2　血压和脑卒中的关系:前瞻性研究协作组织发表的荟萃分析显示了整体样本的相对风险(上图);按年龄划分受试者的相对和绝对风险(下图)。(Modified from MacMahon et al.[9] and the Prospective Studies Collaboration[10], with permission)(见彩图)

140mmHg、55~64 岁血压值低于 150mmHg 和 65~74 岁血压值低于 160mmHg 的男性人群，风险并未明显增高（图 1.3）。

2002 年，前瞻性研究协作组发表一篇更广泛、更重要的荟萃分析[12]。总共包括 61 项队列研究，随访时间 15 年，100 万人参与，其中有 5.6 万人死于心血管事件。当血压从 115/75mmHg 开始升高后，心血管事件发生的风险也会相应升高；且收缩压/舒张压每升高 20/10 mmHg，心血管事件风险增加 1 倍（图 1.4a）。血压升高随着基线风险的增加，其每 10 年心血管病风险也增加。在图 1.4a 中，纵轴上突出显示的绝对风险经过对数转换——纠正实际关联。在图 1.4b 中，纵轴为绝对风险的实际间隔，血压升高带来的心血管风险是呈指数式增长的。成倍的低风险的绝对影响较小，但当前面的绝对风险已经很高时，这种风险的升高更显著（曲线的拐点）。高血压的诊断阈值采用较高的拐点值。这个荟萃分析结果证实，风险主要来自升高的收缩压和（或）舒张压 。

当舒张压高于 90mmHg 时，高血压伴冠心病和脑卒中的人群归因风险分别为 20% 和 40%。WHO 研究人员重新计算这些风险：收缩压高于 115 mmHg 和（或）舒张压高于 75 mmHg 会导致 49% 的冠心病和 68% 的脑卒中发生（图 1.5，下图）[13]。

进一步的观察性研究验证了前瞻性研究协作组的结果。其中基于发展中国家人群的队列研究也证实高血压对心血管结局的影响[14]。在这个队列中，高血压归因于 61% 的心血管事件风险，而糖尿病归因于 10% 的心血管事件风险[15]（图 1.5，上图）。在中国，超过 50% 的心血管疾病死亡是由高血压前期和高血压所致[16]。一项美国老年人群队列研究也发现了类似的归因风险[17]。根据 2014 年美国心脏协会的更新报告，由高血压引发的心血管疾病死亡人数占比最高（40.6%），而吸烟占比 13.7%，其

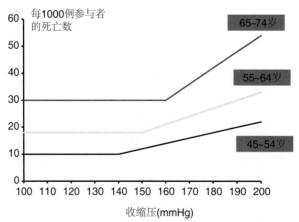

图 1.3　应用于 Framingham 研究队列数据的样条模型（见文内）。（Modified from Port et al. [11], with permission）（见彩图）

他危险因素所引发的心血管疾病死亡人数均低于高血压 [18]。

巴西的一项病例 – 对照研究显示,9 个风险因素解释了几乎 100% 的缺血性脑卒中人群归因风险 [19](图 1.6)。高血压是导致房颤和左室肥厚最重要的病因和风险因素。国际脑卒中风险因素病例 – 对照研究中 90% 的病例可由以上大部分风险因素

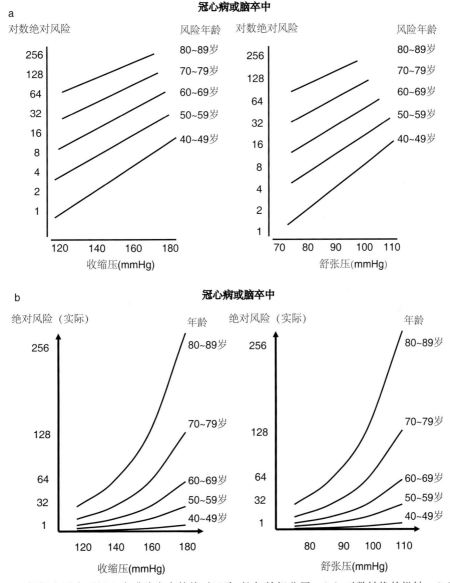

图 1.4 根据血压水平冠心病或脑卒中的绝对风险,按年龄组分层。(a)对数转换的纵轴。(b)实轴。(Modified from the Prospective Studies Collaboration [12], with permission)

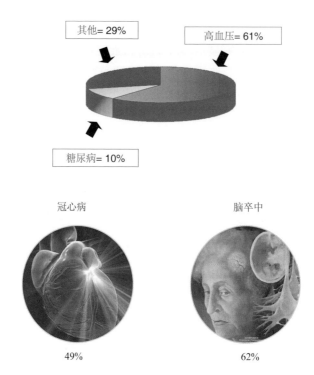

图 1.5 巴西阿雷格里港市的高血压和糖尿病归因风险（上图）[14,15]；世界卫生组织估算（下图）[13]。
（见彩图）

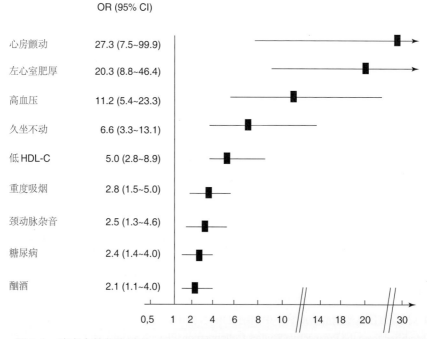

图 1.6 脑卒中的危险因素。（Reprinted from Mallmann et al. [19], with permission）

解释 [20]。但是这项全球范围的大型研究没有调查房颤、左心室肥厚和颈动脉狭窄的风险。上述病例 - 对照研究的结果表明,高血压导致脑卒中的全面风险可能部分被中间风险所掩盖,诸如房颤。

1.2　高血压的其他危害

除了引发脑卒中和冠心病,高血压还是其他心血管和非心血管疾病的危险因素(框 1.1)。通常患者越早发生高血压,冠心病和脑卒中的预后越差。老年人除可能发生冠心病和脑卒中以外,在这个年龄还会合并高血压导致的其他疾病,如高血压性心脏病(包括心力衰竭和心房颤动等后果)和心脏瓣膜病。发达国家可能因控制了高血压而降低了冠心病和脑卒中的发生。但随着年龄的增长和血压的持续升高(甚至包括高血压前期),开始出现心脏血管和瓣膜的病变——将最终成为未来几十年心血管疾病的主要原因。

高血压的主要结局包括死亡、冠心病和脑卒中,这三类结局从中青年到老年患者均可发生,而射血分数正常的心力衰竭、急性主动脉综合征、主动脉瓣狭窄和痴呆则仅出现在老年患者。

框 1.1　高血压的不良结局

脑卒中

冠心病

高血压性心脏病

心力衰竭

主动脉瓣狭窄等心脏瓣膜疾病

急性主动脉综合征

外周动脉疾病

心房颤动

慢性肾病

痴呆

糖尿病

年龄相关性黄斑变性

勃起功能障碍

1.2.1　心力衰竭

高血压引发收缩功能障碍的心力衰竭 [射血分数下降的心力衰竭（HFrEF）] 是由冠心病（心肌梗死，大面积心肌缺血）间接引起的；另一方面，高血压引发射血分数正常的心力衰竭（HFpEF）是由高血压性心脏病直接导致的。HFpEF 与 HFrEF 二者的发病率相似 [21]。已有多项研究证实，心力衰竭是由多种心血管危险因素和病理机制造成的，但高血压是其中最主要的危险因素。

心力衰竭亚型（HFpEF 和 HFrEF）病因的国际协作研究 [22] 发现，最终的 HFpEF 预测模型中包括年龄、性别、收缩压、体重指数（BMI）、降压治疗和既往心梗病史等。在验证队列中该模型可较好地区分 HFpEF 的进展程度（c 统计量为 0.76）。注意该模型中所有可修改变量都与高血压有关，包括收缩压。降压治疗有效性可确定高血压的诊断，而心肌梗死在很大程度上归因于既往高血压病史。过度肥胖是通过高血压间接导致心血管疾病不良结局（见第 2 章）。实际上，HFpEF 是高血压性心脏病的临床表现。

降压治疗预防心力衰竭带来的明显获益切实证明了"高血压是直接或间接导致心力衰竭的主要病因"这一理念（见 1.5 理念证明：临床试验证据）。

1.2.2　主动脉瓣狭窄和其他心脏瓣膜病

主动脉瓣狭窄正逐渐成为老年患者心血管疾病的最主要病因。其原因有二：①老年人群人口占比逐渐升高；②高血压使主动脉瓣叶长期处于持续的高压血流状态。主动脉硬化和中心动脉压升高引起动脉波反射增强，老年患者尤为显著，同时会继发加剧主动脉瓣的负担 [23]。主动脉瓣二叶畸形因为只有两个瓣膜承载负荷，所以对损害更为敏感。

高血压是老年患者发生主动脉瓣狭窄的主要危险因素 [24]。已有研究发现，高血压与主动脉钙化和狭窄有关。一项通过 24h 动态血压监测（ABPM）评估基线血压的队列研究 [25] 显示，在调整混杂因素后，白昼和夜间舒张压与瓣膜进行性钙化独立相关。一项纳入 101 例主动脉瓣狭窄患者的研究，由计算机断层扫描（CT）评估主动脉瓣狭窄情况，其结果显示收缩压是加剧主动脉瓣钙化的最重要危险因素 [26]。另一项纳入 500 万人的队列研究发现，高血压引起主动脉瓣狭窄、主动脉瓣反流（Kazem Rahimi, personal communication, article submitted, 2017）和二尖瓣反流 [27] 的风险，与高血压导致的冠心病、脑卒中和外周动脉疾病的风险相当。

1.2.3　房颤

高血压与房颤关系十分密切。房颤不仅是高血压性心脏病的结局，也可以是冠心病的并发症。一项纳入 430 万成年人的队列研究发现,收缩压每增加 20 mmHg,房颤发生率增加 21%[相对风险(RR)1.21, 95% 置信区间(CI)1.19~1.22][28]。

1.2.4　主动脉硬化和主动脉综合征

高血压是主动脉硬化的主要危险因素。而另一方面,主动脉硬化又引起收缩压和中心动脉压升高（见第 3 章）,表明高血压与动脉硬化之间互为关联,这一点在老年患者中尤为明显。衰老和血管壁结构异常也是加重主动脉硬化的其他危险因素。

要判断高血压通过何种途径导致主动脉硬化,需要评估主动脉功能和基线血压水平的纵向研究。Bogalusa 心脏研究评估了高血压与动脉硬化之间的关系[29],该研究对年龄在 32~51 岁的成年人进行了平均为期 7 年的随访,显示高血压发病先于主动脉 - 股动脉脉波传导速度增加和大小动脉顺应性,表明高血压是导致动脉硬化的主要原因。

主动脉中层退化导致的主动脉综合征包括动脉瘤和主动脉夹层,主要也是由高血压引起的[30]。

1.2.5　外周动脉疾病

Emdin 等的队列研究采用了类似于前瞻性研究协作组织的方法,纳入了 420 万成年人,结果显示,血压每升高 20 mmHg,外周动脉疾病风险增加 63%[31]。收缩压和舒张压升高会导致外周血管疾病风险增加,和高血压导致冠心病和脑卒中的风险类似(图 1.7)。值得注意的是,吸烟也是外周血管疾病的常见危险因素。

1.2.6　慢性肾病

过去认为大多数慢性肾病(CKD)是由高血压引起的,是基于横断面研究中发现慢性肾功能不全患者均有高血压。然而这些研究存在偏倚,在许多情况下,高血压继发于慢性肾病。纵向研究表明,糖尿病是慢性肾病的主要危险因素。也有证据显示高血压是慢性肾病的第二大病因。

Klag 等在多重风险因素干预试验(MRFIT)队列研究[32]中发现,高血压分级与终末期肾脏发病风险存在并行升高的关系,但该研究并未评估参与者的基线肾功能。Kaiser Permanente 研究纳入了无基础肾脏病的受试者,与理想血压相比,终末期肾病发病风险从高血压前期的 1.62(95%CI 1.27~2.07)逐渐增加到血压≥ 210/120 mmHg 时的 4.25(95%CI 2.63~6.86)[33]。Ohasama 研究(图 1.8)也证实,从高血压前期开始,慢性肾脏病的发病风险逐步升高[34];同时该研究的 24 小时动态血压监测显示,与日间血压相比,夜间血压预测慢性肾病更佳[35]。

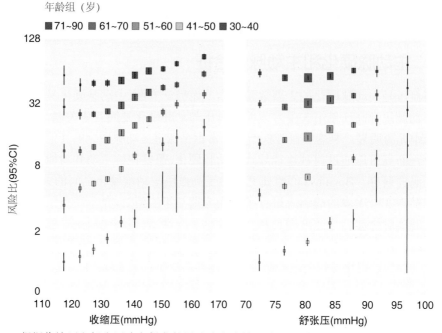

图 1.7　根据收缩压和舒张压确定偶发外周动脉疾病的风险比，按年龄分组。（Reprinted from Emdin et al. [31], with permission）（见彩图）

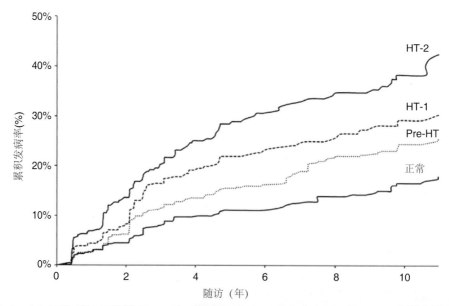

图 1.8　血压正常、高血压前期（Pre-HT）、高血压 1 级（HT-1）和高血压 2 级（HT-2）慢性肾病累积发病率。（Reprinted from Kanno et al. [34], with permission）

1.2.7　痴呆

高血压的另一危害是导致痴呆。然而,阿尔茨海默病与高血压的关系尚未完全明确, 3 项荟萃分析结果也并未确定高血压是阿尔茨海默病的独立危险因素[36-38]。但有研究表明,中年起病的高血压有可能是未来阿尔茨海默病的危险因素。美国心脏协会的一项声明提到,中年起病的高血压是阿尔茨海默病的重要危险因素[41]。

血管性痴呆与高血压的关系则更为清晰、明确。脑血管疾病病程包括卒中后的认知功能缺失或其他缺血性脑病的临床表现。但缺血事件与认知功能的下降是否存在关系,这一点仍然存在争议。一项纳入 428 万人的队列研究发现,不论先前是否发生短暂性脑缺血发作或脑卒中,高血压与血管性痴呆发生存在相关性[42]。

1.2.8　糖尿病

糖尿病是高血压进展的危险因素（见第 2 章）。但观察性研究表明,高血压也是糖尿病的危险因素。一项纳入 410 万基线无糖尿病史的成年人队列研究显示,收缩压每升高 20 mmHg、舒张压每升高 10 mmHg,新发糖尿病发病率分别增加 58% 和 52%[43]。一项纳入 30 项研究的系统回顾,确定了糖尿病的发病风险与上述相似。但体重指数（BMI）和年龄的增加,使高血压所致糖尿病发病风险降低。当然这种因果联系和机制尚属推断。

1.2.9　年龄相关性黄斑变性

年龄相关性黄斑变性（AMD）是老年人失明的首要原因之一。其发病机制复杂,目前尚未明确[44],但这不是本书介绍的重点。血压和 AMD 之间的关系尚有争议。大多数流行病学研究的质量较差,这在高血压评估和高血压定义方面尤甚。目前相关队列研究较少,且统计分析可能存在混杂因素过度校正（如过度肥胖）。在一项包含 4 项纵向研究和 6 项横断面研究的荟萃分析中,表明高血压和 AMD 的关系并无统计学意义,而该荟萃分析中的 3 项病例 - 对照研究显示,其风险比为 1.48（95%CI 1.22~1.78）[45]。但这些研究质量较差,未排除包括糖尿病在内的其他 AMD 影响因素。

1.2.10　勃起功能障碍

研究发现,高血压是勃起功能障碍的危险因素。一项纳入 40 项研究,包括 121 641 例患者的荟萃分析结果显示,高血压引起勃起功能障碍的风险为 1.74（95%CI 1.63~1.80）[47]。阴茎血流量减少是勃起功能障碍的病理生理学基础[48]。高血压患者多普勒超声检查阴茎收缩期峰值速度低是心血管事件的危险因素[49]。

1.3 高血压的人群风险和趋势

大多数国家都有高血压患病率的评估数据，世界范围的评估报告也已公布。非传染性疾病风险因素协作组织（NCD-RisC）提供的数据最全面且覆盖范围最广。其最新报告覆盖 200 多个国家，分析了 1910 万人的高血压趋势[50]。按照 140/90 mmHg 标准，高血压患病人数从 1975 年的 5.94 亿增加到 2015 年的 11.3 亿，主要原因是人口老龄化加剧和中低收入国家发病率增加。1975—2015 年期间高收入国家的平均血压水平持续下降，而中欧和东欧、拉丁美洲、加勒比地区、中亚、中东和北非地区血压变化趋势有很大不确定性。与高收入国家相反，东南亚、南亚、大洋洲和撒哈拉以南非洲地区的血压则有所上升。

NCD-RisC 的发现[50]还需要进一步研究。高收入国家和一些中等收入国家有关血压控制率良好的趋势给人一种错觉——高血压的疾病负担正在下降，尤其是国家的发展程度越高疾病负担越低。然而 140/90 mmHg 标准所界定的高血压患病率并不能覆盖高血压的全部风险。据估计，全球成年人中高血压前期的患病率高达 25%~50%，其同样可引起心血管事件和靶器官损害[51]。

另一项针对全球卫生负担风险的调查——全球疾病负担研究，确定了收缩压升高是全球伤残调整寿命年（DALY）的首要危险因素，而 1990 年时收缩压升高是第三位的危险因素[52]。该研究共纳入 844 项研究，覆盖 154 个国家，868 万人，呈现 1990—2015 年收缩压 ≥ 110~115mmHg 以及收缩压 ≥ 140mmHg 时患病率和风险的时间趋势[53]。收缩压 ≥ 110mmHg 的人数从 73 119/10 万人（95%CI 67 949~8241）上升到 81 373/10 万人（95%CI 76 814~85 770）。收缩压 ≥ 110~115mmHg 的人群中，预估年死亡率从 135.6/10 万人（95%CI 122.4~148.1）增加到 145.2/10 万人（95%CI 130.3~159.9）。

上述高血压数据由于囊括年轻人，因此平均血压水平偏低，高血压的患病率也较低。老年人的患病率则较高，并且随着人口老龄化加剧，患病率也将逐步递增。图 1.9 显示巴西成年人和老年人高血压的患病率趋势。老年人群患病率为 68.0%（95%CI 65.1~69.4），而整体人群患病率则为 28.7%（95%CI 26.2~31.4）。其他国家的情况与此类似，即便发达国家的平均血压水平较低，其情况也相似。这说明高血压仍然是当今的主要健康问题，即便有部分国家平均血压水平较低也是如此。

1.4 高血压指南推荐的诊断阈值

虽然我们已知连续血压风险会导致心血管事件的发生，但这并不能成为临床诊断和治疗的目标，因此对高血压进行二分类定义是有必要的。小样本研究已经确定

巴西市区老年人群高血压发病率

第一作者	十年/年	数量	发病率(%)	95%CI	
	1980				
Fuchs FD	1989	201	64.5	57.6-70.8	
十年总计		201	64.5	57.6-70.8	
	1990				
de Oliveira RD	1998	43	74.4	59.4-85.2	
da Costa JSD	1999	229	65.5	59.1-71.4	
Lessal	1999	179	69.8	62.7-76.1	
十年总计		451	68.0	63.5-72.1	
	2000				
Jardim PCBV	2002	260	71.9	66.2-77.0	
Barbosa JB	2003	123	70.7	62.1-78.1	
de Castro RAA	2004	36	77.8	61.5-88.5	
Trevisol DJ	2005	599	70.1	66.3-73.6	
Rosário TM	2006	180	67.8	60.6-74.2	
Chrestani MAD	2007	593	61.9	57.9-65.7	
十年总计		1791	68.9	64.1-73.3	
时期总计		2443	68.0	65.1-70.8	

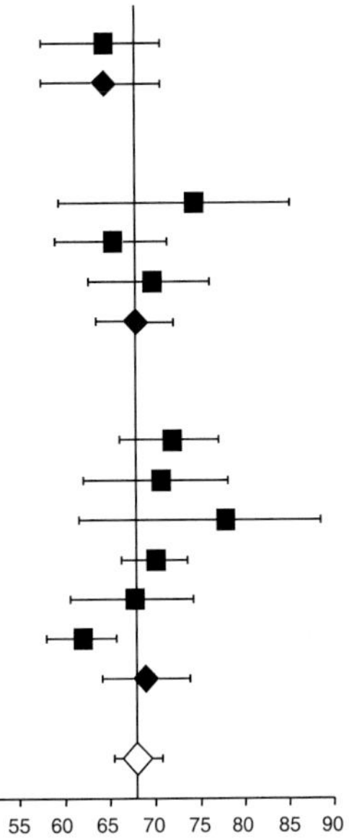

55 60 65 70 75 80 85 90

2000年以来巴西整体人群高血压发病率

第一作者/地区	年份	样品量	发病率(%)	95%	CI
北部					
Gimeno SGA	2000	201	5·0	2·7	9·0
地区总计		201	5·0	2·7	9·0
南部					
Nunes Filho JR	2006	353	14·7	11·4	18·8
Chrestani MAD	2007	2910	29·5	27·9	31·2
Longo GZ	2007	2022	33·7	31·7	35·8
SOFT	2005	1858	34·2	32·1	36·4
时期总计		7143	28·3	23·6	33·3
东南部					
de Souza LJ	2001	1039	29·5	26·8	32·3
Cesarino CB	2004	1717	25·2	23·2	27·3
de Castro RAA	2004	285	32·6	27·4	38·3
地区总计		3041	28·6	24·7	32·8
东北部					
Barbosa JB	2003	835	27·4	24·5	30·6
Matos AC	2003	126	36·5	28·6	45·2
地区总计		961	31·1	23·1	40·3
中西部					
Jardim PCBV	2002	1739	36·4	34·2	38·7
Cassanelli T	2003	1699	33·4	31·2	35·6
Braga Jr FD	2007	1298	28·3	25·9	30·8
Rosário TM	2006	1003	30·1	27·3	33·0
地区总计		5739	32·0	28·6	35·7
国家总计		17085	28·9	26·8	31·2

Q<0·001, 12=92·4%

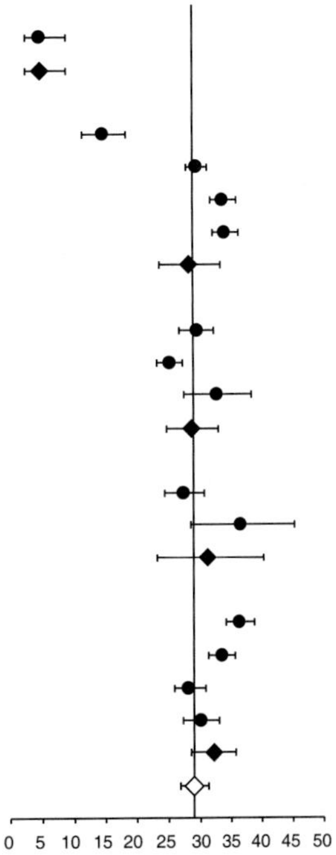

0 5 10 15 20 25 30 35 40 45 50

图 1.9 巴西老年人群（上图）和整体人群（下图）的高血压患病率。（Reprinted from Picon et al. [54, 55], with permission）

了血压诊断阈值与心血管风险曲线拐点的关系。图 1.4b 显示舒张压拐点在 90~100 mmHg 的区间，因此早期指南中舒张压的诊断阈值的定义为 95 mmHg。直到 20 世纪 90 年代初，舒张压仍被假定为心血管风险的唯一决定因素，因为当时收缩压增加被认为是衰老的自然结果。而两项大型试验则反驳了上述观点，分别将收缩压的诊断阈值和治疗目标值分别定为 160 mmHg（初期）和 140 mmHg（最近），治疗单纯收缩期高血压也能带来心血管获益。

1973 年美国发布《美国高血压预防、诊断、评估与治疗联合委员会第一次报告》（JNC I），该报告目前总共更新了七次（第八次刚刚更新——译者注）。其他一些国家和高血压学会也陆续颁布了指南。2003 年 JNC 7 报告中美国国家联合委员会提出了收缩压 120~139/ 舒张压 80~89mmHg 是"高血压前期"这一概念[59]，旨在对该群体"进行早期健康生活方式干预，以期达到降低血压水平，减缓年龄相关高血压发病，甚至达到完全预防高血压的目的。"但降低高血压前期的心血管事件风险仅在预防脑卒中时被涉及。

由于缺乏临床证据证明高血压前期的治疗可以获益，因此 2014 年的 JNC 8[60] 不再提及此概念。此外，JNC 8 还提出 2 型糖尿病、慢性肾脏病以及老年高血压患者的诊断阈值都应该提高。控制 2 型糖尿病心血管风险行动试验（ACCORD）[61] 结果显示，2 型糖尿病患者采用强化策略（120 mmHg）与保守策略（140 mmHg）相比，前者冠心病发病率没有显著降低。这是因为 JNC 8 的作者忽略了 ACCORD 试验中预防脑卒中的强大益处，以及在预防冠心病方面缺乏显著获益可能是由于统计分析误差。

在美国指南发布之前，欧洲高血压指南发布了与 JNC 8 类似的建议 [62]，新增"提高 2 型糖尿病、慢性肾病以及老年患者诊断阈值"的内容 [63]。

表 1.1 比较了欧洲和美国新旧指南之间血压阈值的差异。如果严格遵守这些指南，数百万人罹患心血管事件的风险将会升高。根据 JNC 8 的标准，美国血压达标的老年人比例上升到 65.8%，而 JNC 7 指南这一比例仅 40%[64]。JNC 8 指南表面上大幅提高降压达标的效果，这是因为许多患者在没有改变治疗的情况下被归类为具有正常血压。

2017 年美国心脏协会和美国心脏病学会（ACC/AHA）发布了类似于 JNC 8 的指南 [65]，该指南几乎涵盖高血压诊疗的全部，且降低了高血压的诊断阈值。血压低于 120/80mmHg 定义为正常血压，收缩压在 120~129/mmHg 之间且舒张压 < 80mmHg 为高血压前期。该指南建议高血压的诊断阈值定为收缩压 ≥ 130 mmHg 和（或）舒张压 ≥ 80 mmHg。这种分类将极大降低高血压带来的疾病负担。

ACC/AHA 工作组认为，血压即使处于正常高值也有心血管疾病风险，但对该人群建议采取非药物治疗来预防血压进一步升高。对合并糖尿病和慢性肾病的高血压患者，推荐采用降压药物治疗作为心血管疾病的二级预防；10 年心血管疾病风险

表 1.1 新旧美国和欧洲高血压指南中的血压（BP）诊断阈值对比

条件	指南	年份	血压阈值（mmHg）
高血压前期	JNC	2003	120/80
		2014	废弃
正常高值	欧洲	2009	130/85
		2013	130/85
糖尿病 / 慢性肾病	JNC	2003	130/80
		2014	140/90
	欧洲	2009	130/80
		2013	140/85
老年人	JNC	2003	140/90
		2014	150/90
	欧洲	2009	140/90
		2013	160/90

JNC，美国高血压预防、诊断、评估与治疗联合委员会

≥ 10% 的高血压患者也推荐立即启动降压药物治疗。对于未合并其他风险或疾病的 65 岁以上老年人，10 年心血管风险也可能高于 10%，笔者认为非药物治疗无效时也应该启动降压治疗。即使短期风险较低，但长期高血压会对心血管造成不良影响，因此处于血压高值范围的患者也应该考虑尽早治疗。

1.5 理念证明：临床试验证据

JNC 8 中提出高血压诊断和治疗阈值的降压获益已经得到证实。这个假设在理论上是正确的，它为疾病病因概念提供了证据。病因学研究是需要能匹配的对照，将人类暴露于疾病决定因素中研究病因是不道德的。

JNC 8 忽略了多项随机临床试验中高血压前期患者进行治疗也会带来获益的结果。这些研究包括冠心病、心力衰竭、脑卒中、糖尿病患者，主要使用 β 受体阻滞剂、ACE-I 和利尿剂。表 1.2 列出了这些降压药物的作用和不同的心血管获益，而不是证明药物多效性 [66]。

两项荟萃分析也证实了降压药物的使用可带来心血管获益。

Law 等 [75] 研究证实，高血压是心血管疾病的主要危险因素 [77]。如图 1.10 所示，

表 1.2　降压药物对正常血压和心血管疾病患者的获益

临床条件	研究	积极治疗	临床结果	RRR, %（95%CI 或 P 值）
糖尿病	Miro-HOPE[67]	雷米普利	心梗、脑卒中、心血管死亡	25%（12~36）
任何动脉硬化的证据	HOPE[68]	雷米普利	心梗、脑卒中、心血管死亡	22%（14~30）
	EUROPA[69]	培哚普利	心梗、心血管死亡、心脏骤停	20%（9~29）
脑卒中恢复期	PROGRESS[70]	吲达帕胺+培哚普利	脑卒中	42%（19~58）
无症状心力衰竭	SOLVED[71]	依那普利	心血管死亡	12%（-3~26）
有症状心力衰竭	SOLVED[72]	依那普利	心血管死亡	18%（6~28）
	SAVE[73]	卡托普利		21%（5~35）
心力衰竭 IV 级	CONSEN-SUS[74]	依那普利	全因死亡	40%（P=0.002）

收缩压每降低 10mmHg，脑卒中和冠心病发病率均降低，与前瞻性多中心研究荟萃分析 [12] 的结论一致。

匹兹堡老年收缩期高血压队列研究（SHEP）的分析表明，亚临床或临床期的收缩期高血压患者采取积极治疗能更有效地预防心血管事件 [78]。如图 1.11 显示，经长期随访发现，经治疗的患者全因死亡率和非致死性心血管事件的发生率与正常血压人群相似，明显低于安慰剂组。

部分研究也证实了降低血压可以改善心力衰竭预后。许多人将心力衰竭当作次要终点，主要是基于症状的判断，然而心力衰竭症状因其主观性是有一定局限性的。严格定义心力衰竭的研究显示，降压治疗能带来极大的心血管获益，如 SHEP 研究的心血管事件发生率降低 >50%（RR 0.46，95%CI 0.33~0.65）[56]，高龄高血压试验（HYVET）心血管事件发生率降低 >60%（RR 0.36，95%CI 0.22~0.58）[79]。收缩压干预试验（SPRINT）（见 1.7 节）强化降压治疗组比非强化降压组的心力衰竭发生率降低近 40%（RR 0.62，95%CI 0.45~0.84）[80]。一项纳入 35 项安慰剂随机对照试验的荟萃分析已证实，降压治疗对预防和治疗心力衰竭确实有效 [81]。

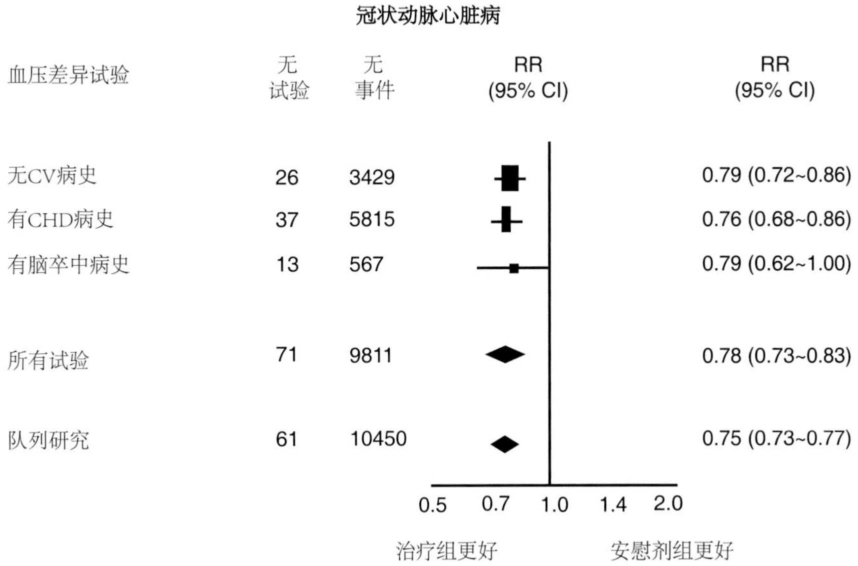

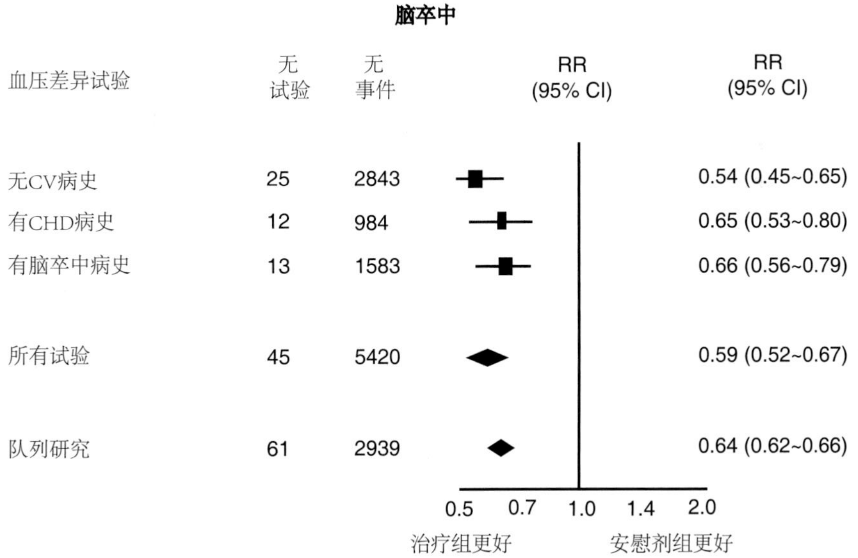

冠状动脉心脏病

血压差异试验	无试验	无事件	RR (95% CI)	RR (95% CI)
无CV病史	26	3429		0.79 (0.72~0.86)
有CHD病史	37	5815		0.76 (0.68~0.86)
有脑卒中病史	13	567		0.79 (0.62~1.00)
所有试验	71	9811		0.78 (0.73~0.83)
队列研究	61	10450		0.75 (0.73~0.77)

0.5　0.7　1.0　1.4　2.0

治疗组更好　　　　安慰剂组更好

脑卒中

血压差异试验	无试验	无事件	RR (95% CI)	RR (95% CI)
无CV病史	25	2843		0.54 (0.45~0.65)
有CHD病史	12	984		0.65 (0.53~0.80)
有脑卒中病史	13	1583		0.66 (0.56~0.79)
所有试验	45	5420		0.59 (0.52~0.67)
队列研究	61	2939		0.64 (0.62~0.66)

0.5　0.7　1.0　1.4　2.0

治疗组更好　　　　安慰剂组更好

图 1.10　以标准化 10 mmHg 为依据收缩压与冠心病（上图）和脑卒中（下图）的相对风险，之前有或无心血管疾病患者的临床试验组间的收缩压差异，以及来自大规模的前瞻性队列研究。（Reprinted from Law et al. [75], with permission）

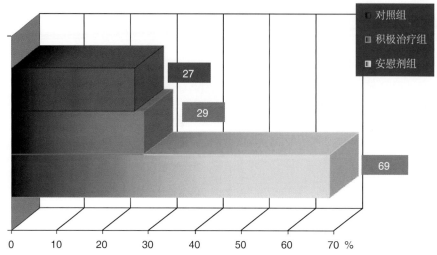

图 1.11 老年收缩期高血压研究（SHEP）受试者中全因死亡率和非致死性心血管事件的发生率 [78]。（见彩图）

1.6 治疗目标和"J"形曲线

有证据表明，血压从 >115/75 mmHg 被定义为风险阈值但不是治疗的目标，因为此时心血管风险就已出现。队列研究和临床研究的事后分析表明，舒张压 <80~85mmHg 时心血管事件的发生率反而会增加。1979 年首次发表了过度降压与心肌梗死事件的关系 [82]。Cruickshank 等在一项队列研究中提出了"J 形曲线"现象 [83]，随后这一术语被许多随机临床研究的事后分析引用 [84] 并被纳入指南，成为高血压诊治中的一个关注点。过度降压增加冠心病患者的心血管风险，是因为这会明显减少冠脉血流。

血压与死亡风险之间的关系是一种"U"形曲线形式，因为血压低于一定值时会导致死亡。不确定性涉及曲线的最低点，而不是其形式。我们认为"J"形曲线仅仅是一种现象，但不应该成为降压治疗的参考 [85]。在血压水平不高但心血管风险很高的队列研究中，尤其是老年人群，这种高风险可归因于虚弱或亚临床疾病，尤其是心力衰竭 [86]。随机对照试验的事后分析探讨高血压的"J"形现象，不考虑原始随机分组，比较试验中低血压组和高血压组心血管事件的发生率（图 1.12）。正如在队列研究中的发现，更高程度的强化降压对于亚临床疾病或虚弱发生是次要的。这些患者将从进一步的血压降低中获益。

国际维拉帕米 - 群多普利研究（INVEST）的事后分析支持"J"形曲线 [87]。事实上，这一分析证明，降压与心血管事件的关系，受健康状况和其他危险因素的影响。

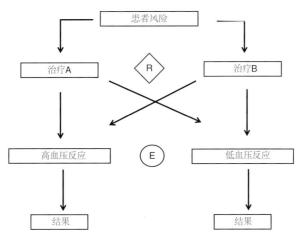

图 1.12 暴露于临床试验的事后分析。R（随机）—通过随机化产生的组之间的原始比较；E（暴露）—通过事后暴露于任意原始随机组患者低血压和高血压而创建的组之间的观察比较。（Reprinted from Fuchs and Fuchs [85],with permission）

双变量分析中舒张压最低点 84.1 mmHg 与心血管事件密切相关,在调整年龄和混杂因素后,舒张压最低点降至 73.8 mmHg（图 1.13）。

但 Law 等的荟萃分析 [75] 提供了有力证据反对"J"形曲线的存在。血压值较低的心血管疾病患者随机分入降压治疗组后心血管事件的发生率低于对照组（图 1.14）。这些试验的最初目的是证明降压药物不依赖其血压降低的有益作用 [66]。

新的荟萃分析进一步提供了反对存在"J"形曲线的临床证据,其中首个荟萃分析包括 123 个临床试验,613 815 名参与者 [88]。数据分析方法与 Law 等 [75] 的研究相同,探讨收缩压下降 10 mmHg 与心血管疾病发病率下降之间的关系。其程度与队列研究预测的结果相同,相当于心血管事件、脑卒中和心肌梗死减少 20%~30%,以及全因死亡率下降 13%。该结果适用于大范围的血压基线值患者,包括高血压前期患者。糖尿病或慢性肾病患者的心血管事件也有所减少,但幅度较小。

第二个荟萃分析包括 19 项研究 （n=44 989）[89],比较强化降压策略与心血管疾病、心肌梗死、脑卒中、视网膜病变和蛋白尿发生率降低的关系。收缩压 <140 mmHg 及既往有心血管疾病、糖尿病或慢性肾病的患者有更大的心血管获益。

第三个荟萃分析以安慰剂作为对照组,研究不同降压策略,以及不同血压水平之间的关系 [90],与之前的荟萃分析结果相似;不同之处在于,基线血压越低的受试者绝对获益较小,因为作者排除了合并心血管疾病的患者;但这个荟萃分析包括 SPRINT 研究（见 1.7 节）。

只有一项荟萃分析保留对每个试验组的随机比较,结果显示血压值越低其心血管获益越大 [91]。与 125~129mmHg 相比,收缩压降至 120~124mmHg 的相对风险为

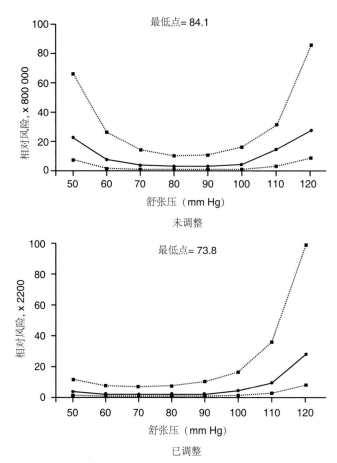

图 1.13 国际维拉帕米 – 群多普利研究(INVEST)中,混杂因素对血压与心血管事件发生相关性的影响。线条对应于相对风险和 95% CI。(Reprinted from Messerli et al. [87], with permission)

0.82(95% CI 0.67~0.97)。血压在 120~124 mmHg 与 > 160 mmHg 的比较中,相对风险为 0.36(95% CI 0.26~0.51)。

尽管上述研究不支持 "J" 形曲线的存在,但仍有研究承认它的存在 [92]。稳定性冠心病患者前瞻性、观察性、纵向队列的注册研究(CLARIFY)[93] 发现,治疗后血压值和各种心血管事件之间存在 "J" 形关联,其中也包括心力衰竭的发生。然而降压治疗引起心力衰竭并不合理,如北斯堪的那维亚依那普利生存协作研究(CONSEN-SUS)[74] 显示,Ⅳ级心力衰竭合并低血压的患者经依那普利治疗后,全因死亡率降低40%。CLARIFY 研究中发现的最低点血压值与观察性研究所预估的相近,均在120/70mmHg 左右。

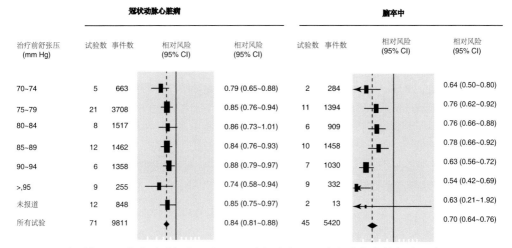

图 1.14　在随机对照临床试验初期,不同血压分级患者冠心病和脑卒中的相对风险。（Reprinted from Law et al.[75], with permission）

1.7　SPRINT 研究

　　SPRINT 研究证明了强化降低收缩压水平可明显获益,这具有里程碑的意义[80]。该研究纳入年龄 >50 岁、收缩压 ≥ 130mmHg、心血管风险高但无合并糖尿病的患者 9361 名,所有受试者随机分配到强化降压组和常规降压组,两组目标收缩压水平分别为 <120 mmHg 和 <140mmHg。存在以下一点或几点均可认定为心血管风险高:临床或亚临床心血管疾病、慢性肾功能不全 [肾小球滤过率（GFR）为 20~60 mL /min]、Framingham 评分 ≥ 15%、年龄 >75 岁。该研究中降压药物的选择由研究者自行决定,但推荐首选噻嗪类利尿剂氯噻酮。强化降压组患者平均接受 2.8 种药物治疗,试验期间平均收缩压为 121.4mmHg,而常规降压组的患者平均接受 1.8 种药物治疗,平均收缩压为 136.2mmHg,两组收缩压差值为 14.8mmHg。

　　强化降压组的主要复合终点事件（包括心肌梗死、其他急性冠状动脉综合征、脑卒中、心力衰竭和心血管死亡）降低 25%（图 1.15,上图）,心血管病死亡率降低 43%（95%CI 15~62）,全因死亡率降低 27%（95% CI 10~40）（见图 1.15,下图）。心血管获益无论在男性和女性、白人和非白人受试者、不同年龄阶层、不同入组收缩压值、有无肾脏疾病、有无心血管疾病患者之间都相似。

　　然而强化降压组对比常规降压组,其不良事件发生率更多,包括晕厥（2.3% 对 1.7%）,低血压（2.4% 对 1.4%）和急性肾损伤（4.4% 对 2.6%）,但该研究中两组需要急诊治疗的跌倒发生率相近。强化治疗组经客观测量的直立性低血压发生率

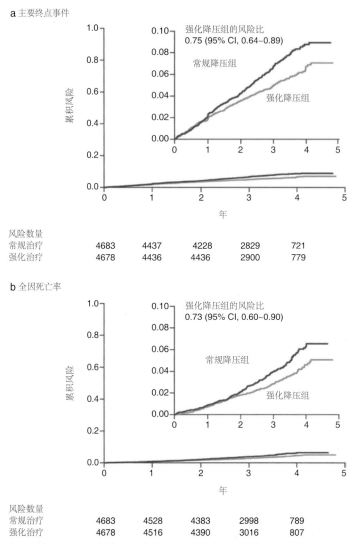

图 1. 15   SPRINT 研究的主要终点事件发生率（上图）和全因死亡率（下图）。（Reprinted from the SPRINT Research Group [80], with permission）

（16.6%）比对照组（18.3%，*P* = 0.01）更低，但强化降压组不良事件的主诉率高于常规降压组，这是由于开放性的 SPRINT 研究反安慰剂效应导致的（关于反安慰剂效应，详见第 4 章）。

这个研究主要有以下两点遭到质疑：研究全过程均为无人值守的自动化诊室血压测量，常规降压组患者在受试过程中撤药，第一点在第 3 章中提到；第二点是研究设计固有的，旨在寻找治疗目标而非具体降压药物。如果随机分配至常规降压组患

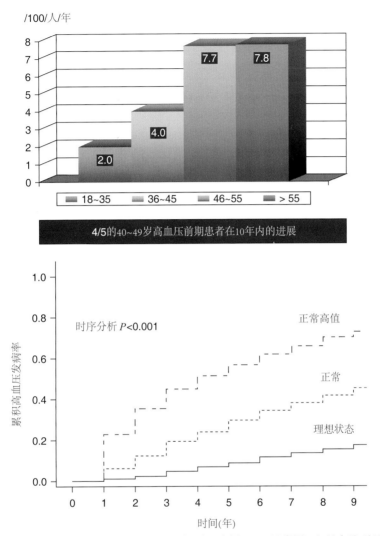

图 1.16 基于人口样本的巴西 Porto Alegre 队列研究（上图 [95]）（见彩图）和日本队列研究（下图）的高血压发病率。（下图 reprinted from Kurioka et al. [96], with permission）

者经治疗后血压低于强化降压组，或者强化降压组患者达到常规降压组的治疗目标，应按照患者所在组进行治疗策略调整。

针对年龄 ≥ 75 岁受试者（约占 25% 样本人群）的分析结果，也符合本研究总体结论 [94]。主要复合终点事件发生率（34%）和全因死亡率（33%）均大幅下降；强化降压组在上述人群的不良事件发生率高于常规降压组，不良事件主诉发生也更高（但没有统计学差异）；强化降压组相对于常规降压组跌倒外伤发生更少（4.9% 对

5.5%），但经客观血压测量的直立性低血压二者并无差异。最重要的是，不论虚弱与否，强化降压治疗对老年人群有益。这似乎与临床现象是相矛盾的：人们通常认为虚弱的老年人更易发生降压后的不良事件，因此在治疗时更加谨慎。

1.8 高血压前期治疗的获益

SPRINT 研究为高血压前期且无严重心血管疾病患者接受降压药物治疗提供了首个间接证据。研究发现，目标收缩压 <140 mmHg 的高血压前期患者，其死亡率和心血管事件发生率高于降压目标 <120 mmHg 的患者。Ettehad 等 [88] 补充的荟萃分析也证明，收缩压降至＜ 130 mmHg 可带来心血管获益。

高血压前期（在欧洲指南中被界定为"正常血压和正常高值血压"）不仅仅是心血管疾病的危险因素，还会新增两个心血管疾病的风险：进展为高血压和发生靶器官损害。巴西 Porto Alegre 队列研究中 4/5 的高血压前期患者在 10 年内进展为高血压 [95]（图 1.16，上图），在其他人群如日本产业工人全样本研究中也发现了类似的发病率 [96]（图 1.16，下图）。

一些研究已表明，高血压前期患者也会发生靶器官损害。例如，心血管病趋势及决定因素的人群监测（MONICA）队列研究中，与正常血压个体相比，基线及随访时均为高血压前期的患者其左心室肥厚的风险增加 [97]。社区动脉粥样硬化风险（ARIC）队列研究显示，高血压前期与老年患者心脏结构及功能异常密切相关 [98]。

鉴于以上证据，我们认为高血压前期患者应该启动降压药物治疗 [99]，因为这是减少高血压不良后果的窗口机会 [100]。

两项临床试验证明，收缩压在 130~140mmHg 之间的患者通过降压治疗可减少高血压发病率。在预防高血压试验（TROPHY）[101] 中，66.3% 高血压病程超过 2 年以上的患者接受平均剂量坎地沙坦治疗，在其停止用药后获益减少。对正常高值血压患者使用血管紧张素转换酶抑制剂雷米普利预防高血压（PHARAO）的研究中，雷米普利降低 34.4% 高血压的发生率 [102]。

正常高值血压防止进展为高血压（PREVER-Prevention）试验是旨在评估高血压前期患者药物治疗预防高血压有效性的第三项临床试验 [103]。该研究评估了患者经 3 个月强化生活方式干预血压未降低、采用氯噻酮加阿米洛利小剂量联合治疗 18 个月后的有效性，相比于安慰剂组，利尿剂治疗可使高血压的发生率降低 44%（图 1.17，上图）。与以前的研究不同，PREVER 试验将全部高血压前期的患者随机分组，首次证明积极治疗组比安慰剂组更有效预防左心室质量增加（图 1.17，下图）。两组肌肉骨骼疾病、耳鸣、头痛等不良事件的发生率相当，但利尿剂组性功能障碍发生率只有 0.5%，而安慰剂组有 2%（$P = 0.08$）[72]。

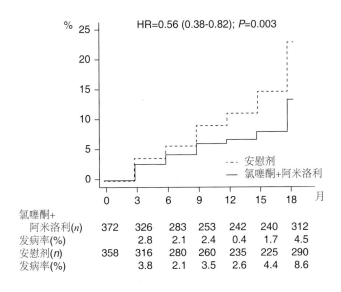

氯噻酮+							
阿米洛利(n)	372	326	283	253	242	240	312
发病率(%)		2.8	2.1	2.4	0.4	1.7	4.5
安慰剂(n)	358	316	280	260	235	225	290
发病率(%)		3.8	2.1	3.5	2.6	4.4	8.6

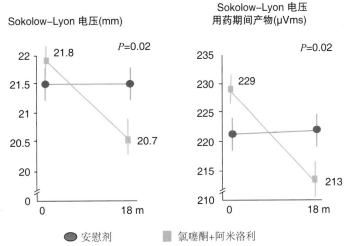

图 1.17 在 PREVER 预防试验中,利尿剂治疗对高血压前期患者预防高血压(上图)和左心室肥厚(下图 [103])的作用。(上图 reprinted from Fuchs et al. [103], with permission)

PREVER 预防试验所达到的预防高血压的效果更好,其中达到理想血压(＜ 120/80 mmHg)的人数比例增加:利尿剂组为 25.6%,安慰剂组为 19.3%[104]。尽管有一定的高血压获益,但有 74.5% 接受利尿剂治疗的患者血压水平仍保持在正常高值,这提示可能需要全剂量降压药物来降低高血压前期患者的血压水平以优化治疗。

1.9 血压水平偏低：长期健康生活的关键

百岁老人是确定长寿因素研究的合理研究对象。遗传背景、个人习惯、饮食结构、家庭关系、精神状态等因素通常能解释其寿命超过 100 岁。然而，很多人符合这些条件而没有活到 100 岁，且反之亦然。全球百岁老人的共同特征是血压水平偏低。

老年病学家以及长寿研究者认为，血压水平偏低是老年人更健康的特征之一 [105]。图 1.18 显示，百岁老人之所以能长寿，是因为他们的血压水平偏低，其脑卒中、心血管疾病、痴呆和高血压起病时间都非常晚。然而高血压是发生脑卒中、心肌梗死或痴呆的主要原因，而不是其结局。这些高龄老年人有天然的排钠能力而不升高血压水平（见第 2 章）。因此，他们一生中拥有正常的血压和更健康的血管，并且直到生命的晚期才会出现心血管事件。

血管年龄是百岁老人长寿的基础。图 1.19 显示了根据血压水平来评估心血管状态三种理论的生命进程轨迹 [106]。图中所示的理想生命进程通常与血压水平较低和较少的血管老化有关。

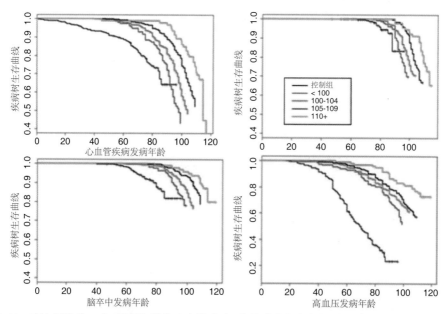

图 1.18 高血压发生一定时间后，发生心血管疾病、痴呆或脑卒中的年龄。（reprinted from Kurioka et al. [96], with permission）（见彩图）

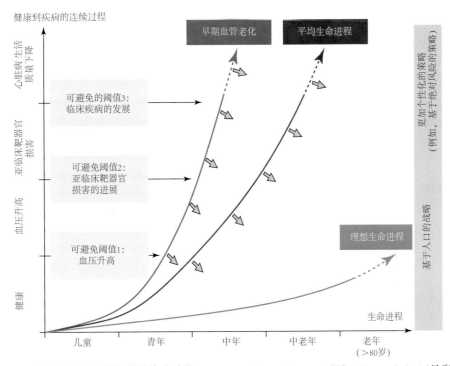

图 1.19　根据血压和血管年龄的生命过程。(Reprinted from Olsen et al. [106], with permission)（见彩图）

1.10　误区和惰性

关于高血压风险和治疗目标的知识体系：高血压起始值为 115/75 mmHg，是发生心血管疾病的主要危险因素。这与达尔文进化论高度一致，但它只基于自然观察。高血压引起心血管疾病的理论也与之相同，但有大量观察性和实验性证据的支持。上述理论还需要更多的证据支持，但目前人们仍在讨论"J"形曲线的治疗风险、精准性试验、不完善的研究及其他不重要的问题。

各个学会对于较低的诊断阈值和治疗目标并没有达成一致。例如，国际高血压学会（ISH）认为"在全球范围内倡导这样低的血压目标还为时过早"[107]。最新加拿大指南建议高危患者的目标收缩压 ≤ 120mmHg，与 SPRINT 研究类似，但需要权衡治疗后的不良事件风险及不利影响 [108]。临床医师应该如何抉择 SPRINT 研究中的死亡和不良事件风险？如何处理收缩压 ≤ 120mmHg 而停药患者的抱怨？美国医师协会和美国家庭医师学会主张 60 岁以上人群启动药物治疗的收缩压应该是 ≥ 150mmHg[109]。ACC/AHA 最近公布的指南提出了较低血压诊断阈值是唯一符合证据的 [65]，并且在诊断和治疗的目标值方面可能进一步降低，这和全世界大多数医学专家的理念一致。

我们虽然需要证据支持降压治疗防治心血管疾病的结局，但无法证明，因为高血压导致的后果有一段较长时间的潜伏期。典型患者在 30~40 岁为高血压前期，40~50 岁进展为高血压，50~60 岁变成高血压 2 级，60~70 岁转变为单纯收缩期高血压，70~80 岁出现主动脉瓣狭窄或心力衰竭——如果期间不发生心肌梗死或脑卒中等意外。跨越这么长时间的临床研究是行不通的，而且在完美的证据出现之前每个人都可能会生病或死亡。

血压的风险目标值和防治目标值应该是相同的，即 <120/80 mmHg。同时还应该尽早预防和控制，高血压不仅仅是中老年人的问题，这对于儿童和年轻人来说同样很关键。指南应该承认循证医学证据的重要性，医师应该将这些证据在日常工作中应用于患者的临床治疗，否则我们将错过消除高血压导致的心血管疾病和其他疾病危害的时机。

1.11　血压的分类

指导公共行为和临床决策的血压分类应分为两个层次（表 1.3），可用于诊断，并作为预防和治疗的目标。

各个指南根据血压水平不同提出了高血压的亚分类（分期）。JNC 2 报告将异常血压水平分为轻度、中度和重度 [110]。这种完全基于舒张压的分类一直持续到随后的 JNC 系列报告中。美国退伍军人研究采用类似高血压标准对患者进行分层（见第 4 章），异常收缩压被认为是 >100，并综合考虑患者的年龄因素 [111]。SHEP 研究是另一项高血压方面具有里程碑意义的研究，设定了诊断界值，证明治疗单纯收缩期高血压对预防心血管事件是有效的 [56]。

最近的 JNC 报告已经将高血压减少到两个阶段，JNC 8 没有提出血压分类 [60]。欧洲指南仍然将高血压分为 3 个分期，以及单纯收缩期高血压 [62]。实际上，没人可归于该分类，因为收缩期高血压定义的是具有正常舒张压的患者。JNC 7 提出高血压前期的概念 [59]，与欧洲指南中的正常血压和正常高值血压两个阶段对应。2017 年 ACC/AHA 指南继续将高血压分为两个分期，即第一阶段：收缩压 130~139 mmHg 和

表 1.3　所有年龄的成人血压分类，有或无心血管疾病、肾脏疾病或糖尿病

分类	值（mmHg）
正常	< 120/80
异常	≥ 120/80

（或）舒张压 80~89mmHg；第二分期：收缩压 ≥ 140mmHg 和（或）舒张压 ≥ 90mmHg[65]。

血压 ≥ 120/80 mmHg 提示心血管的绝对风险增加，然而很多时候不将其归类到异常血压，原因如下：

首先，大多数较低异常血压值患者不仅有发生心血管事件的风险，还有快速进展为严重高血压和亚临床靶器官损害的风险。异常血压值高低与否，患者的最终结局都是心血管事件或死亡，只是时间早晚的问题。

第二个原因是在异常血压值较低时治疗可能更容易和更有效。最后，由于分类的问题，血压值较低的患者被归类为轻度高血压。即使是高血压 1 期人们也认为没那么严重，这就导致了血压管理的惰性。

高血压风险和防治目标

1. 高血压是导致心血管疾病的主要原因。

2. 用于预防、诊断和治疗高血压的目标值应该是一致的：120 / 80mmHg。

3. 目标血压值适用于各年龄段成年人以及心血管疾病、肾病或糖尿病患者。

4. 将异常血压值进行分类是不必要的，且有可能引起误导。

5. 高血压主要导致脑卒中和冠心病，但存活的老年高血压患者最常见的是主动脉瓣狭窄和心力衰竭。

6. 通过生活方式干预不能有效控制血压的患者，主要采用降压药物措施来预防因年龄增长所引起的高血压带来的后果。

7. "J" 形现象是人为定义的，所有高血压患者血压值低于 120/80mmHg，不应该受到限制。

参考文献

1. Osler W. The principles and practice of medicine. New York: D Appleton and Company; 1892.

2. Riva-Rocci S. Un nuovo sfigmomanometro. Gazz Medi Torino. 1896;50:981–96.

3. Korotkov NS. To the question of methods of determining the blood pressure. Rep Imp Mil Acad. 1905;11:365–7.

4. Fisher JW. The diagnostic value of the sphygmomanometer in examinations for life insurance. JAMA. 1914;63:1752–4.

5. Osler W. High BP: its associations, advantages, and disadvantages. BMJ. 1912;2:1173–7.

6. Keith NM, Wegener HP, Barker NW. Some different types of essential hypertension: their course and prognosis. Am J Sci. 1939;197:332–43.

7. Fuchs FD, Maestri MK, Bredemeier M, Cardozo SE, Moreira FC, Wainstein MV, et al. Study of the usefulness of optic fundi examination of patients with hypertension in a clinical setting. J Hum Hypertens. 1995;9:547–51.

8. White P. Heart disease. 2nd ed. New York: McMillan Co; 1937. p. 326.

9. MacMahon S, Peto R, Cutler J, Collins R, Sorlie P, Neaton J, et al. Blood pressure, stroke, and coronary heart disease. Part 1. Prolonged differences in blood pressure: prospective observational studies corrected for the regression dilution bias. Lancet. 1990;335:765–74.

10. Prospective Studies Collaboration. Cholesterol, diastolic blood pressure, and stroke: 13 000 strokes in 450 000 people in 45 prospective cohorts. Lancet. 1995;346:647–53.

11. Port S, Demer L, Jennrich R, Walter D, Garfinkel A. Systolic blood pressure and mortality. Lancet. 2000;355(9199):175–80.

12. Prospective Studies Collaboration. Age-specific relevance of usual BP to vascular mortality: a meta-analysis of individual data for one million adults in 61 prospective studies. Lancet. 2002;360:1903–13.

13. World Health Report 2002: Reducing risks, promoting healthy life. Geneva: World Health Organization; 2002.

14. Moraes RS, Fuchs FD, Moreira LB, Wiehe M, Pereira GM, Fuchs SC. Risk factors for cardio-vascular disease in a Brazilian population-based cohort study. Int J Cardiol. 2003;90:205–11.

15. Moreira LB, Fuchs SC, Wiehe M, Neyeloff JL, Picon RV, Moreira MB, et al. Cardiovascular risk attributable to diabetes in southern Brazil: a population-based cohort study. Diab Care. 2009;32:854–6.

16. He J, Gu D, Chen J, Wu X, Kelly TN, Huan J. Premature deaths attributable to blood pressure in China: a prospective cohort study. Lancet. 2009;374:1765–72.

17. Willey JZ, Moon YP, Kahn E, Rodriguez CJ, Rundek T, et al. Population attributable risks of hypertension and diabetes for cardiovascular disease and stroke in the Northern Manhattan study. J Am Heart Assoc. 2014;3:e00110.

18. Go AS, Mozaffarian D, Roger VL, Benjamin EJ, Berry JD, Blaha MJ, et al. Heart disease and stroke statistics—2014 update: a report from the American Heart Association. Circulation. 2014;129:e28–e292.

19. Mallmann AB, Fuchs SC, Gus M, Fuchs FD, Moreira LB. Population-attributable risks for isch-emic stroke in a community in South Brazil: a case–control study. PLoS One. 2012;7:e35680.

20. O'Donnell MJ, Xavier D, Liu L, Zhang H, Chin SL, et al., INTERSTROKE Investigators. Risk factors for ischaemic and intracerebral haemorrhagic stroke in 22 countries (the INTERSTROKE study): a case control study. Lancet. 2010;376:112–23.

21. Redfield MM. Heart failure with preserved ejection fraction. N Engl J Med. 2016;375:1868–77.

22. Ho JE, Enserro D, Brouwers FP, Kizer JR, Shah SJ, Psaty BM, et al. Predicting heart failure with preserved and reduced ejection fraction: the International Collaboration on Heart Failure Subtypes. Circ Heart Fail. 2016;9(6)

23. Sera F, Russo C, Iwata S, Jin Z, Rundek T, Elkind MS, Homma S, Sacco RL, Di Tullio MR. Arterial wave reflection and aortic valve calcification in an elderly community-based cohort. J Am Soc Echocardiogr. 2015;28(4):430–6.

24. Otto CM, Prendergast B. Aortic-valve stenosis—from patients at risk to severe valve obstruc-tion. N Engl J Med. 2014;371:744–56.

25. Iwata S, Russo C, Jin Z, Schwartz JE, Homma S, Elkind MS, et al. Higher ambulatory blood pressure is associated with aortic valve calcification in the elderly: a population-based study. Hypertension. 2013;61:55–60.

26. Tastet L, Capoulade R, Clavel MA, Larose E, Shen M, Dahou A, et al. Systolic hypertension and progression of aortic valve calcification in patients with aortic stenosis: results from the PROGRESSA study. Eur Heart J Cardiovasc Imaging. 2017;18(1):70–8.

27. Rahimi K, Mohseni H, Otto CM, Conrad N, Tran J, Nazarzadeh M, et al. Elevated blood pressure and risk of mitral regurgitation: A longitudinal cohort study of 5.5 million United Kingdom adults. PLoS Med. 2017;14(10):e1002404.

28. Emdin CA, Anderson SG, Salimi-Khorshidi G, Woodward M, MacMahon S, Dwyer T, et al. Usual blood pressure, atrial fibrillation and vascular risk: evidence from 4.3 million adults. Int J Epidemiol. 2017;46(1):162–72.

29. Chen W, Li S, Fernandez C, Sun D, Lai CC, Zhang T, Bazzano L, et al. Temporal relationship between elevated blood pressure and arterial stiffening among middle-aged black and white adults: the Bogalusa Heart Study. Am J Epidemiol. 2016;183(7):599–608.

30. Goldfinger JZ, Halperin JL, Marin ML, Stewart AS, Eagle KA, Fuster V. Thoracic aortic aneurysm and dissection. J Am Coll Cardiol. 2014;64(16):1725–39.

31. Emdin CA, Anderson SG, Callender T, Conrad N, Salimi-Khorshidi G, Mohseni H, et al. Usual blood pressure, peripheral arterial disease, and vascular risk: cohort study of 4.2 million adults. BMJ. 2015;351:h4865.

32. Klag MJ, Whelton PK, Randall BL, Neaton JD, Brancati FL, Ford CE, et al. Blood pressure and end-stage renal disease in men. N Engl J Med. 1996;334(1):13–8.

33. Hsu CY, McCulloch CE, Darbinian J, Go AS, Iribarren C. Elevated blood pressure and risk of end-stage renal disease in subjects without baseline kidney disease. Arch Intern Med. 2005;165(8):923–8.

34. Kanno A, Kikuya M, Ohkubo T, Hashimoto T, Satoh M, Hirose T, et al. Pre-hypertension as a significant predictor of chronic kidney disease in a general population: the Ohasama study. Nephrol Dial Transplant. 2012;27:3218–23.

35. Kanno A, Kikuya M, Asayama K, Satoh M, Inoue R, Hosaka M, et al. Night-time blood pressure is associated with the development of chronic kidney disease in a general population: the Ohasama study. J Hypertens. 2013;31:2410–7.

36. Power MC, Weuve J, Gagne JJ, McQueen MB, Viswanathan A, Blacker D. The association between blood pressure and incident Alzheimer disease: a systematic review and meta-analysis. Epidemiology. 2011;22(5):646–59.

37. Guan JW, Huang CQ, Li YH, Wan CM, You C, Wang ZR, et al. No association between hypertension and risk for Alzheimer's disease: a meta-analysis of longitudinal studies. J Alzheimers Dis. 2011;27(4):799–807.

38. Hazar N, Seddigh L, Rampisheh Z, Nojomi M. Population attributable fraction of modifiable risk factors for Alzheimer disease: a systematic review of systematic reviews. Iran J Neurol. 2016;15(3):164–72.

39. Kennelly SP, Lawlor BA, Kenny RA. Blood pressure and the risk for dementia: a double edged sword. Ageing Res Rev. 2009;8(2):61–70.

40. Joas E, Bäckman K, Gustafson D, Ostling S, Waern M, Guo X, et al. Blood pressure trajectories from midlife to late life in relation to dementia in women followed for 37 years. Hypertension. 2012;59(4):796–801.

41. Iadecola C, Yaffe K, Biller J, Bratzke LC, Faraci FM, Gorelick PB, et al. Impact of hypertension on cognitive function: a scientific statement from the American Heart Association. Hypertension. 2016;68(6):e67–94.

42. Emdin CA, Rothwell PM, Salimi-Khorshidi G, Kiran A, Conrad N, Callender T, et al. Blood pressure and risk of vascular dementia: evidence from a primary care registry and a cohort study of transient ischemic attack and stroke. Stroke. 2016;47(6):1429–35.

43. Emdin CA, Anderson SG, Woodward M, Rahimi K. Usual blood pressure and risk of new-onset diabetes evidence from 4.1 million adults and a meta-analysis of prospective studies. J Am Coll Cardiol. 2015;66:1552–62.

44. Katsia VK, Marketoub ME, Vrachatisc DA, Manolisd AJ, Nihoyannopoulosc P, Tousoulis D, et al. Essential hypertension in the pathogenesis of age-related macular degeneration: a review of the current evidence. J Hypertens. 2015;33:2382–8.

45. Chakravarthy U, Wong TY, Fletcher A, Piault E, Evans C, Zlateva G, et al. Clinical risk factors for age-related macular degeneration: a systematic review and meta-analysis. BMC Ophthalmol. 2010;10:31.

46. Chen X, Rong SS, Xu Q, Tang FY, Liu Y, Gu H, et al. Diabetes mellitus and risk of age-related macular degeneration: a systematic review and meta-analysis. PLoS One. 2014;9(9):e108196.

47. Ning L, Yang L. Hypertension might be a risk factor for erectile dysfunction: a meta-analysis. Andrologia. 2017;49(4). https://doi.org/10.1111/and.12644.

48. Vlachopoulos C, Aznaouridis K, Ioakeimidis N, Rokkas K, Tsekoura D, Vasiliadou C, Stefanadi E. Arterial function and intima-media thickness in hypertensive patients with erectile dysfunction. J Hypertens. 2008;26:1829–36.

49. Ioakeimidis N, Vlachopoulos C, Rokkas K, Kratiras Z, Angelis A, Samentzas A, et al. Dynamic penile peak systolic velocity predicts major adverse cardiovascular events in hypertensive patients with erectile dysfunction. J Hypertens. 2016;34(5):860–8.

50. NCD Risk Factor Collaboration. Worldwide trends in blood pressure from 1975 to 2015: a

pooled analysis of 1479 population-based measurement studies with 19.1 million participants. Lancet. 2017;389(10064):37–55.

51. Egan BM, Stevens-Fabry S. Prehypertension—prevalence, health risks, and management strategies. Nat Rev Cardiol. 2015;12(5):289–300.

52. GBD 2015 Risk Factors Collaborators. Global, regional, and national comparative risk assessment of 79 behavioural, environmental and occupational, and metabolic risks or clusters of risks, 1990–2015: a systematic analysis for the Global Burden of Disease Study 2015. Lancet. 2016;388(10053):1659–724.

53. Forouzanfar MH, Liu P, Roth GA, Ng M, Biryukov S, Marczak L, et al. Global burden of hypertension and systolic blood pressure of at least 110 to 115mmHg, 1990–2015. JAMA. 2017;317(2):165–82.

54. Picon RV, Fuchs FD, Moreira LB, Riegel G, Fuchs SC. Trends in prevalence of hypertension in Brazil: a systematic review with meta-analysis. PLoS One. 2012;7:e48255.

55. Picon RV, Fuchs FD, Moreira LB, Fuchs SC. Prevalence of hypertension among elderly persons in urban Brazil: a systematic review with meta-analysis. Am J Hypertens. 2013;26:541–8.

56. SHEP Cooperative Research Group. Prevention of stroke by antihypertensive drug treatment in older persons with isolated systolic hypertension. JAMA. 1991;265:3255–64.

57. Staessen JA, Fagard R, Thijs L, Celis H, Arabidze GG, Birkenhäger WH, et al. Randomised double-blind comparison of placebo and active treatment for older patients with isolated systolic hypertension. Lancet. 1997;350:757–64.

58. JNC I. Report of the Joint National Committee on Detection, Evaluation, and Treatment of High Blood Pressure (JNC I). JAMA. 1977;237:255–61.

59. Chobanian AV, Bakris GL, Black HR, Cushman WC, Green LA, Izzo JL Jr, et al. The seventh report of the Joint National Committee on Prevention, Detection, Evaluation, and Treatment of High Blood Pressure: the JNC 7 report. JAMA. 2003;289:2560–71.

60. James PA, Oparil S, Carter BL, Cushman WC, Dennison-Himmelfarb C, Handler J, et al. 2014 evidence-based guideline for the management of high BP in adults: report from the panel members appointed to the Eighth Joint National Committee (JNC 8). JAMA. 2014;311:507–20.

61. ACCORD Study Group, Cushman WC, Evans GW, Byington RP, Goff DC Jr, Grimm RH Jr, Cutler JA, et al. Effects of intensive blood-pressure control in type 2 diabetes mellitus. N Engl J Med. 2010;362:1575–85.

62. Mancia G, Fagard R, Narkiewicz K, Redon J, Zanchetti A, Böhm M, et al. ESH/ESC guidelines for the management of arterial hypertension. J Hypertens. 2013;2013(31):1281–57.

63. Mancia G, Laurent S, Agabiti-Roseic E, Ambrosioni E, Burnier M, Caulfield MJ, et al. Reappraisal of European guidelines on hypertension management: a European Society of Hypertension Task Force document. J Hypertens. 2009;27:2121–58.

64. Navar-Boggan AM, Pencina MJ, Williams K, Sniderman AD, Peterson ED. Proportion of US adults potentially affected by the 2014 hypertension guideline. JAMA. 2014;311:1424–49.

65. Whelton PK, Carey RM, Aronow WS, Casey DE Jr, Collins KJ, Dennison Himmelfarb C, DePalma SM, et al. 2017 ACC/AHA/AAPA/ABC/ACPM/AGS/APhA/ASH/ASPC/NMA/PCNA guideline for the prevention, detection, evaluation, and management of high blood pressure in adults: a report of the American College of Cardiology/American Heart Association Task Force on Clinical Practice Guidelines. Hypertension. 2017; Nov 13 [Epub ahead of print.].

66. Fuchs FD. Blood pressure-lowering drugs: essential therapy for some patients with normal BP. Expert Rev Cardiovasc Ther. 2004;2:771–5.

67. The Heart Outcomes Prevention Evaluation Study Investigators. Effects of ramipril on cardiovascular and microvascular outcomes in people with diabetes mellitus: results of the HOPE study and MICRO-HOPE substudy. Lancet. 2000;355:253–9.

68. The Heart Outcomes Prevention Evaluation Study Investigators. Effects of an angiotensin-converting-enzyme inhibitor, ramipril, on cardiovascular events in high-risk patients. N Engl J Med. 2000;342:145–53.

69. Fox KM, European Trial on Reduction of Cardiac Events with Perindopril in Stable Coronary Artery Disease Investigators. Efficacy of perindopril in reduction of cardiovascular events

among patients with stable coronary artery disease: randomised, double-blind, placebo-controlled, multicentre trial (the EUROPA study). Lancet. 2003;362:782–8.

70. PROGRESS Collaborative Group. Randomised trial of a perindopril-based blood-pressure-lowering regimen among 6105 individuals with previous stroke or transient ischaemic attack. Lancet. 2001;358:1033–41.

71. The SOLVD Investigators. Effect of enalapril on mortality and development of heart failure in asymptomatic patients with reduced left ventricular ejection fractions. N Engl J Med. 1992;327:685–91.

72. The SOLVD Investigators. Effect of enalapril on survival in patients with reduced left ventricular ejection fractions and congestive heart failure. N Engl J Med. 1991;325:669–77.

73. Pfeffer MA, Braunwald E, Moye LA, Basta L, Brown EJ Jr, Cuddy TE, et al. Effect of captopril on mortality and morbidity in patients with left ventricular dysfunction after myocardial infarction: results of the Survival and Ventricular Enlargement Trial. The SAVE Investigators. N Engl J Med. 1992;327:669–77.

74. The CONSENSUS Trial Study Group. Effects of enalapril on mortality in severe congestive heart failure. N Engl J Med. 1987;316:1429–35.

75. Law MR, Morris JK, Wald NJ. Use of BP lowering drugs in the prevention of cardiovascular disease: meta-analysis of 147 randomised trials in the context of expectations from prospective epidemiological studies. BMJ. 2009;338:B1665.

76. Thompson AM, Hu T, Eshelbrenner CL, Reynolds K, He J, Bazzano LA. Antihypertensive treatment and secondary prevention of cardiovascular disease events among persons without hypertension: a meta-analysis. JAMA. 2011;305:913–22.

77. Fuchs FD, Fuchs SC, Moreira LB, Gus M. Proof of concept in cardiovascular risk: the paradoxical findings in BP and lipid abnormalities. Vasc Health Risk Manag. 2012;8:437–42.

78. Sutton-Tyrrell K, Wildman R, Newman A, Kuller LH. Extent of cardiovascular risk reduction associated with treatment of isolated systolic hypertension. Arch Intern Med. 2003;163(22):2728–31.

79. Beckett NS, Peters R, Fletcher AE, Staessen JA, Liu L, Dumitrascu D, et al., HYVET Study Group. Treatment of hypertension in patients 80 years of age or older. N Engl J Med. 2008;358(18):1887–98.

80. SPRINT Research Group, Wright JT Jr, Williamson JD, Whelton PK, Snyder JK, Sink KM, Rocco MV, et al. A randomized trial of intensive versus standard blood-pressure control. N Engl J Med. 2015;373:2103–16.

81. Thomopoulos C, Parati G, Zanchetti A. Effects of blood pressure-lowering treatment. 6. Prevention of heart failure and new-onset heart failure—meta-analyses of randomized trials. J Hypertens. 2016;34:373–84.

82. Stewart IM. Relation of reduction in pressure to first myocardial infarction in patients receiving treatment for severe hypertension. Lancet. 1979;1:861–5.

83. Cruickshank JM, Thorp JM, Zacharias EJ. Benefits and potential harm of lowering high blood pressure. Lancet. 1987;1:581–4.

84. Farnett L, Mulrow CD, Linn WD, Lucey CR, Tuley MR. The J-curve phenomenon and the treatment of hypertension. Is there a point beyond which pressure reduction is dangerous? JAMA. 1991;265(4):489–95.

85. Fuchs FD, Fuchs SC. Blood pressure targets in the treatment of high BP: a reappraisal of the J-shaped phenomenon. J Hum Hypertens. 2014;28:80–4.

86. Werle MH, Moriguchi E, Fuchs SC, Bruscato NM, de Carli W, Fuchs FD. Risk factors for cardiovascular disease in the very elderly: results of a cohort study in a city in southern Brazil. Eur J Cardiovasc Prev Rehabil. 2011;18:369–77.

87. Messerli FH, Mancia G, Conti CR, Hewkin AC, Kupfer S, Champion A, et al. Dogma disputed: can aggressively lowering blood pressure in hypertensive patients with coronary artery disease be dangerous? Ann Intern Med. 2006;144:884–93.

88. Ettehad D, Emdin CA, Kiran A, Anderson SG, Callender T, Emberson J, et al. Blood pressure lowering for prevention of cardiovascular disease and death: a systematic review and meta-analysis. Lancet. 2016;387:957–67.

89. Xie X, Atkins E, Lv J, Bennett A, Neal B, Ninomiya T, et al. Effects of intensive BP lowering on cardiovascular and renal outcomes: updated systematic review and meta-analysis. Lancet.

2016;387:43543.

90. Thomopoulos C, Parati G, Zanchetti A. Effects of BP lowering on outcome incidence in hypertension: 7. Effects of more vs. less intensive BP lowering and different achieved BP levels updated overview and meta-analyses of randomized trials. J Hypertens. 2016;34:613–22.

91. Bundy JD, Li C, Stuchlik P, Bu X, Kelly TN, Mills KT, et al. Systolic Blood Pressure Reduction and Risk of Cardiovascular Disease and Mortality: A Systematic Review and Network Meta-analysis. JAMA Cardiol. 2017;2(7):775–81.

92. Brunström M, Carlberg B. Effect of antihypertensive treatment at different BP levels in patients with diabetes mellitus: systematic review and meta-analyses. BMJ. 2016;352:i717.

93. Vidal-Petiot E, Ford I, Greenlaw N, Ferrari R, Fox KM, Tardif JC, et al., CLARIFY Investigators. Cardiovascular event rates and mortality according to achieved systolic and diastolic blood pressure in patients with stable coronary artery disease: an international cohort study. Lancet. 2016;388(10056):2142–52.

94. Williamson JD, Supiano MA, Applegate WB, Berlowitz DR, Campbell RC, Chertow GM, et al. Intensive vs standard blood pressure control and cardiovascular disease outcomes in adults aged ≥75 years: a randomized clinical trial. JAMA. 2016;315(24):2673–82.

95. Moreira LB, Fuchs SC, Wiehe M, Gus M, Moraes RS, Fuchs FD. Incidence of hypertension in Porto Alegre, Brazil: a population-based study. J Hum Hypertens. 2008;22:48–50.

96. Kurioka S, Horie S, Inoue A, Mafune K, Tsuda Y, Otsuji Y. Risk of progression to hypertension in nonhypertensive Japanese workers aged 20–64 years. J Hypertens. 2014;32(2):236–44.

97. Markus MR, Stritzke J, Lieb W, Mayer B, Luchner A, Döring A, et al. Implications of persistent prehypertension for ageing-related changes in left ventricular geometry and function: the MONICA/KORA Augsburg study. J Hypertens. 2008;26:2040–9.

98. Santos AB, Gupta DK, Bello NA, Gori M, Claggett B, Fuchs FD, et al. Prehypertension is associated with abnormalities of cardiac structure and function in the Atherosclerosis Risk in Communities study. Am J Hypertens. 2016;29:568–74.

99. Fuchs FD. Prehypertension: the rationale for early drug therapy. Cardiovasc Ther. 2010;28:339–43.

100. Fuchs FD, de Mello RB, Fuchs SC. Preventing the progression of prehypertension to hypertension: role of antihypertensives. Curr Hypertens Rep. 2015;17:505.

101. Julius S, Nesbitt SD, Egan BM, Weber MA, Michelson EL, Kaciroti N, et al., Trial of Preventing Hypertension (TROPHY) Study Investigators. Feasibility of treating prehypertension with an angiotensin-receptor blocker. N Engl J Med. 2006;354:1685–97.

102. Lüders S, Schrader J, Berger J, Unger T, Zidek W, Böhm M, et al., PHARAO Study Group. The PHARAO study: prevention of hypertension with the angiotensin-converting enzyme inhibitor ramipril in patients with high-normal BP—a prospective, randomized, controlled prevention trial of the German Hypertension League. J Hypertens. 2008;26:1487–96.

103. Fuchs SC, Poli-de-Figueiredo Carlos E, Figueiredo-Neto JA, Scala LC, Whelton PK, Mosele F, et al. Effectiveness of chlorthalidone plus amiloride for the prevention of hypertension: the PREVER-Prevention randomized clinical trial. J Am Heart Assoc. 2016;5:e004248.

104. Fuchs FD, Fuchs SC, Poli-de-Figueiredo CE, Figueredo Neto JA, Scala LC, Vilela-Martin JF, et al. Effectiveness of low dose diuretics for blood pressure reduction to optimal values in prehypertension. J Hypertens 2017;35 (in press).

105. Andersen SL, Sebastiani P, Dworkis DA, Feldman L, Perls TT. Health span approximates life span among many supercentenarians: compression of morbidity at the approximate limit of life span. J Gerontol A Biol Sci Med Sci. 2012;67:395–405.

106. Olsen MH, Angell SY, Asma S, Boutouyrie P, Burger D, Chirinos JA. A call to action and a lifecourse strategy to address the global burden of raised blood pressure on current and future generations: the Lancet Commission on Hypertension. Lancet. 2016;388:2665–712.

107. Weber MA, Poulter NR, Schutte AE, Burrell LM, et al. Is it time to reappraise blood pressure thresholds and targets? A statement from the International Society of Hypertension—a global perspective. Hypertension. 2016;68(2):266–8.

108. Leung AA, Nerenberg K, Daskalopoulou SS, McBrien K, Zarnke KB, Dasgupta K, et al. Hypertension Canada's 2016 Canadian Hypertension Education Program guidelines for

blood pressure measurement, diagnosis, assessment of risk, prevention, and treatment of hypertension. Can J Cardiol. 2016;32(5):569–88.

109. Qaseem A, Wilt TJ, Rich R, Humphrey LL, Frost J, Forciea MA, Clinical Guidelines Committee of the American College of Physicians and the Commission on Health of the Public and Science of the American Academy of Family Physicians. Pharmacologic treatment of hypertension in adults aged 60 years or older to higher versus lower blood pressure targets: a clinical practice guideline from the American College of Physicians and the American Academy of Family Physicians. Ann Intern Med. 2017;166(6):430–7.

110. The Joint National Committee on Detection, Evaluation, and Treatment of High Blood Pressure. The 1980 Report of the Joint National Committee on Detection, Evaluation, and Treatment of High Blood Pressure. Arch Intern Med. 1980;140(10):1280–5.

111. Black HR. The paradigm has shifted to systolic blood pressure. J Human Hypertens. 2004;18:S3–7.

第2章 发病机制

传统高血压分类根据发病原因是否清楚分为原发性和继发性,原发性高血压又称特发性高血压(EH)。虽然许多研究者仍在寻找原发性高血压的病因,但其本质特征是明确的,年龄是导致血压异常升高的主要原因。一系列众所周知的心血管危险因素解释了为什么血压会随着年龄的增长而升高。其中以"肾脏排钠障碍"学说占主导地位,即钠含量过高难以由肾脏排出。该学说具有连贯性和一致性,且有概念验证支持。同时,钠盐超负荷是高血压发病机制的关键因素,这一假说需待验证的假设最少,符合"奥卡姆剃刀原理"(由英国14世纪逻辑学家奥卡姆的威廉提出来的"简约法则"。在他主张的唯名论中,奥卡姆的威廉说到"如无必要,勿增实体",即"简单有效原理"——译者注)。

肾脏决定了个体的日常血压水平。血压缓慢升高的其他原因只能通过肾脏和钠的平衡来解释。血压升高会导致肾脏排钠增加,从而使血压恢复到正常水平。本章主要介绍盐 - 肾交互影响在高血压发病机制中的重要作用,以及高血压其他危险因素的作用。

2.1 钠超负荷的适应不良

在物种进化过程中,人类和其他动物已发展并完善了清除摄入营养物质和(或)新陈代谢中的不良产物的机制。肝脏减少有害的脂溶性物质,使其能够通过肾脏排泄,亲水分子因为不能克服肾小管细胞屏障而被重吸收。大量血液需要通过肾小球滤过,且大部分滤液被重吸收,尿液中仅留下水和少量的分解代谢产物。在这个过程中水是不可或缺的,必须补充损失量才能维持人体存活。

钠是水平衡这一进程的主要决定因素。肾脏的潴钠功能非常有效,过滤血液而不丢失钠。尽管如此,钠还是会不可避免地因为出汗、黏膜和皮肤剥落而有少量损失。

在自然界,几乎没有其他生物系统能够执行与控制钠平衡所涉及的系统相似或互补的功能。盐的摄入需求、肾脏本身的功能、交感神经系统、抗利尿激素(ADH)和肾素 – 血管紧张素系统等共同发挥作用,以保证水钠平衡。

钠的生理需要量为 2~4 g/d。数千年来,营养素中的钠完全来自未加工的食物。腓尼基人发现了盐,这是"福"也是"祸"。盐除满足人类的日常需要外,还为储存食品提供了一种高效经济的手段,使得传染病发病率下降,人类流动性增加。欧洲人因为盐穿越海洋、生活在新大陆。从某种意义上说,盐促使美国、澳大利亚、新西兰等国家的人得以繁衍生息。在奴隶制时代,非洲人也因为"盐"跨过了海洋。

但近几个世纪,当人类可以控制许多疾病而寿命延长时,盐的"弊端"——是引发高血压和心血管疾病的主要因素才逐渐表现出来。

2.1.1 流行病学证据

一些研究表明,原始社会没有使用盐来制备和储存食物,血压水平并没有随着年龄增长而升高。20 世纪 50 年代在亚马孙森林中进行的一项研究就是例子[1]。两个具有相似文化和习惯的巴西部落,使用盐的方式有所不同,牧师们除了对蒙德鲁西族印第安人进行传教之外,还向他们介绍用盐来储存和处理食物。因而血压水平在蒙德鲁西人中随着年龄的增长而升高,而在未使用盐的卡拉加斯族印第安人中则不然(图 2.1)。巴西的另一个未使用盐的亚诺玛米印第安人中,血压水平也没有随着年龄的增长而升高[2]。两种饮食中未添加食盐的印第安人血浆肾素活性升高,这表明食盐的过量摄入会导致肾素活性受到抑制。

Lewis K. Dahl 对于盐摄入与血压水平升高之间关系的研究具有里程碑意义。图 2.2 描述了几个国家钠摄入量与高血压患病率之间的线性关系[3]。

Intersalt 研究(国际血压关系研究)是探讨钠盐摄入量与血压水平之间关系最广泛的横断面研究[4]。该研究在 30 个国家 52 个中心进行,正如 Dahl 等的研究结果[3],

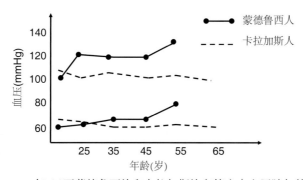

图 2.1 1961 年,巴西蒙德鲁西族和卡拉加斯族印第安人血压随年龄的变化。

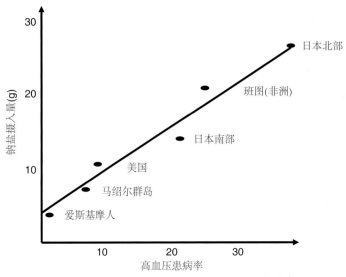

图 2.2　钠盐摄入量与高血压患病率之间的关系 [3]。

钠摄入量与高血压患病率之间存在直接关系。然而，钠的摄入量与收缩压水平之间存在弱相关性，在调整混杂因素后仅 8 个中心的结果具有统计学意义。盐敏感性的个体差异能较好地解释这一差异。

此后进行的大多数队列研究显示，钠摄入过量与高血压患病率和发病率直接相关，而且食用过量的盐也与心血管疾病的发病率直接相关。但也有研究提出，钠摄入量过低（低于 2500 mg）可能与更高的心血管疾病发病率相关，其研究者质疑盐摄入量与心血管疾病之间存在正相关关系，然而这些临床研究的质量较低，特别是在评估盐摄入量和样本选择方面。一些报告对这些研究提出一致的驳斥并详细综述了流行病学证据 [5-8]。以美国盐业协会为代表的产业利益集团试图通过这些低质量的研究来掩盖盐摄入量与心血管风险之间的关系 [9]。

流行病学研究仅提供部分证据支持盐摄入量与高血压及心血管疾病之间的相关性。我们需要提供更有力的证据尤其是实验性证据来证明其因果关系。盐摄入量高和肾脏排钠超负荷之间的交互关系，解释了大多数人随着年龄增加血压水平升高的原因。

2.1.2　盐敏感性

几种假说解释了群体内和群体间研究结果的矛盾。Zhu 和 Psaty 等提出由遗传易感性引起的个体对钠盐超负荷的不同反应，这可以解释群体内钠盐摄入量与血压水平之间的弱关联性 [10]。不同摄盐量群体间血压水平的差异可用盐敏感个体所占比例的不同来解释。盐抵抗性个体所占比例增多则会减弱该群体盐摄入量与血压水平之间的关联。

图 2.3 为随机交叉试验结果,年轻志愿者随机分为低钠饮食组、正常钠饮食组和高钠饮食组[11]。观察低钠饮食组和正常钠饮食组受试者 9 天后发现,不论受试者是否具有高血压遗传易感性,组间血压水平并无差异。而高钠饮食组在饮食补充的前几天,仅具有高血压家族史的受试者收缩压和舒张压升高,他们在第 9 天又恢复到之前血压水平。这种现象对应于 Tobian 所述的压力 - 利钠关系,即需要通过升高血压促使肾脏排出过多的钠[12]。Tobian 已经证明噻嗪类利尿剂可以预防盐敏感大鼠高血压的发生,利尿剂还将在预防和治疗高血压方面具有更大的临床效果[13]。

我们在独立生存人群中也证明了这一现象[14]。一项基于人群的横断面研究对正常血压者进行二次抽样,测量 18~35 岁人群血压水平和夜间尿钠排泄量之间的关系发现,高血压家族史(至少有两名一级亲属患有高血压)与钠超负荷导致的血压水平变化之间存在交互关系的强弱程度决定了血压水平(图 2.4),高血压易感性高同时盐摄入量多的个体血压值较高。

盐敏感性假说已在动物模型和人类中进行广泛研究。按照盐敏感性的高低将啮齿类动物进行近交而得到盐敏感性或盐抵抗性品系。Dahl 大鼠是最早培育出的盐敏感大鼠和盐抵抗大鼠[15]。自发性高血压大鼠(SHR)是由日本研究人员培育的另一品系盐敏感大鼠[16]。Dahl 大鼠、SHR 和其他品系大鼠所具有的盐敏感性和盐抵抗性,验证了盐敏感是一种遗传性状的观点,大部分盐敏感性相关基因的异常都涉及尿钠排泄的调控。

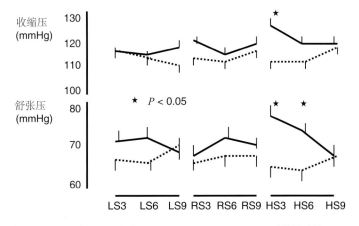

图 2.3　9 天钠含量不同的饮食血压变化。HS,高钠;LS,低钠;RS,常钠。

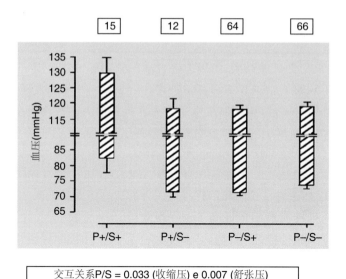

交互关系P/S = 0.033 (收缩压) e 0.007 (舒张压)

图 2.4 测定 35 岁以下高血压患者家族史的高血压舒张性（P+）和钠超负荷（S+）的相关性 [14]。

然而在人类，具有高血压发展倾向的双亲才会繁衍出盐敏感高血压的后代。"奴隶高血压假说"是针对美国黑人中相对高的高血压患病率的一种解释，那些经历风雨抵达美国的非洲裔美国人更容易患高血压是一种自然选择的结果，幸存下来的人可能有更强的储盐能力，这能保护他们免于因为缺盐而导致致命性疾病的侵袭，如腹泻和呕吐 [17]。尽管这一假设十分具有吸引力，但事实上难以证明 [18]。

影响盐敏感性的候选基因与血压控制系统有关，包括肾上腺素受体和肾素－血管紧张素－醛固酮系统、利钠肽和肾小管对钠的重吸收等。研究的局限性在于样本量相对较小，只调查了一个或几个基因的多态性，缺乏交互作用 [19]。发表偏倚也可能是由于许多研究的关联较弱以及少数研究呈阴性结果。

确定个体盐敏感性表型十分困难 [20]。其方案也各不相同，包括口服（PO）或静脉注射（IV）等不同的给钠途径，不同的盐摄入量，不同的血压测量方法以及不同的随访时间。对醛固酮等激素的反应性以及对尿电解质排出量的评估已成为这些方案的一部分。盐敏感个体发生高血压的风险较高或有靶器官损害的证据。尽管如此，大量的方案缺乏标准化，且可重复性还存在争议，因而限制了它们的临床应用。

以上的不足连同流行病学研究的偏倚，使得钠超负荷在高血压发病机制中的关键作用受到挑战。尽管如此，在高血压发病机制及高血压防治过程中，钠盐仍对"血压随着年龄增长其水平升高"这一知识体系具有根本影响 [15]。

2.1.3　肾脏在高血压发病机制中的核心作用

Arthur Clifton Guyton 是另一位研究高血压发病机制的权威人物。他认为是肾脏通过控制钠的平衡来长期调节血压水平。图 2.5 显示他经典的大狗实验的结果[21]。切除大狗(无尿毒症)肾脏的 70% 并没有引起血压水平的变化,然而随着钠盐含量增加其血压水平也逐渐升高。

根据 Guyton 的理论,其他系统只会对血压产生急性效应,如交感神经系统的血管加压效应。如果这些系统被持续激活,血压升高会导致肾脏的排钠增加,通过肾脏的调节使血压回到正常水平,除非血管加压系统影响了肾脏的排钠能力,才会最终导致血压水平升高。继发性高血压也主要是由肾脏排钠功能障碍所导致(图 2.6)[21,22]。

Guyton 提出,肾脏排钠能力降低引起高血压是血流动力学异常的结果。细胞外液增多使血管内的容量增加,从而导致心输出量的增加。外周血管阻力变大,心输出量暂时性增加以维持器官所需的血流量。而在慢性血压升高的患者中,心输出量正常但外周血管阻力是增加的(图 2.7)[23]。

Guyton 等通过大狗实验证明了高血压的发生、发展过程[24]。但并不是所有结果都可以在各个实验模型中重复,至少"存在原发性高血压肾"的观点值得怀疑。肾脏排钠能力的个体差异可能与 Guyton 的理论和盐敏感性不同有关(图 2.8)。盐敏感性的差异解释了大部分人群和不同年龄高血压的发生。

对原发性高血压患者的随访发现,其早期是心输出量增加(早期高血压),随后转变为心输出量正常,但总外周血管阻力增加(晚期高血压)[25]。

在动物和人的实验均已证明,主动脉缩窄导致外周血管阻力增加。主动脉缩窄

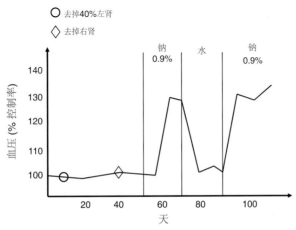

图 2.5　去除 2/3 的肾小球后钠超负荷的狗血压升高。(Reprinted from Guyton et al.[21], with permission)

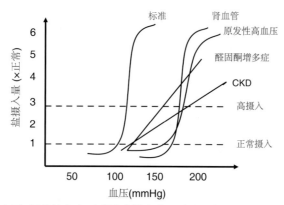

图 2.6 正常血压、原发性高血压或继发性高血压患者盐摄入量增加对血压水平的影响。

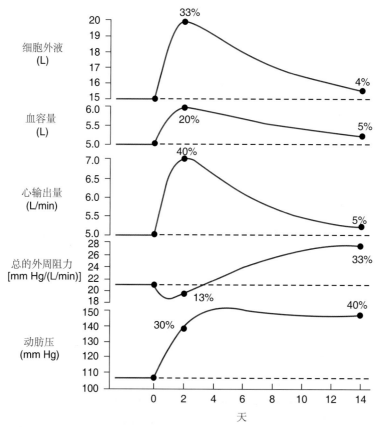

图 2.7 低肾功能排泄是饮食钠超负荷的流体和血流动力学后果。(Reprinted from Guyton [23], with permission)

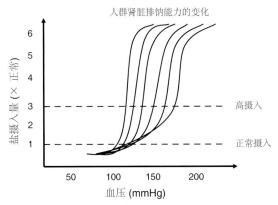

图 2.8 增加盐摄入量对肾功能不同个体血压的影响。

是继发性高血压的原因之一,缩窄前的主动脉及其分支长期处于超负荷的压力。为维持正常的血流量,血管平滑肌持续收缩引起血管壁增厚。缩窄后的主动脉及其分支则不会出现这些情况。

Folkow 等证明,持续的血压升高会导致大鼠的动脉中膜增厚,而人类男性则容易出现高血压 [26]。小动脉内腔的减小会自主地导致外周阻力的增加和高血压的发生。此外,小动脉壁增厚会导致对全身血管升压素反应性的增大,如交感神经介导的儿茶酚胺增多。持续的血压升高来维持额外的血管负荷,并通过增加周向、轴向和剪切应力来加速血管的损伤 [27]。

2.1.4 观点验证:高血压发病机制中肾脏对盐超负荷的处理

已有实验证实"高血压是因肾脏对盐超负荷处理能力下降导致的"这一假说。Tobian 等证明了 Dahl 盐敏感大鼠离体血流灌注的肾脏尿钠排泄减少 [12]。对盐敏感大鼠和盐抵抗大鼠进行肾脏交叉移植的两项实验发现,盐敏感性和盐抵抗性只取决于供体肾脏 [28,29],图 2.9 为 Bianchi 等的实验结果。

血压水平的升高继发于肾单位的减少,这为高血压发病机制中肾脏的作用提供了进一步的证据 [30]。

盐介导血压升高的观点已通过相关的临床试验得到证实。34 个随机临床试验(n＝3230)的结果显示,低盐饮食可适度但持续地降低血压水平,对高血压患者尤甚 [31]。进食低盐饮食试验的干预效果要低于预期,可能是因为参与研究患者的高血压病程较长(出现小动脉管壁增厚)和依从性差。

一项随访 15 年的临床试验为上述结论提供了更多的证据,即钠盐摄入量与年龄相关的血压升高密切相关。该研究纳入 245 名新生儿,随机分为低钠饮食组和常规钠盐饮食组,前者钠盐摄入量为后者的 1/3[32]。结果显示低钠饮食组收缩压降低 2.1

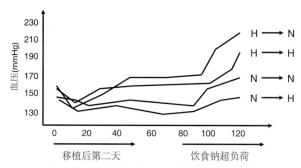

图 2.9　进行肾脏交叉移植的大鼠,其高血压发展过程。→表示高血压倾向(H)的和血压正常(N)的肾捐助者。(Adapted from Bianchi et al. [29], with permission)

mmHg(图 2.10)。15 年后随访的结果显示,与常规钠盐饮食组(特别是心率更快者)相比,出生 6 个月内接受低钠饮食的受试者其血压水平依旧更低(血压相差 3.6mmHg,95% CI 0.5~6.6)[33]。

在生命终点,有大量证据表明低盐饮食可降低成人心血管事件的发生率。一项荟萃分析发现,低钠饮食使心血管事件发生率降低 20%[34]。

大量证据表明,高盐摄入与肾脏排钠能力降低之间的交互作用,是年龄相关血压水平升高的根本原因。许多关于肾脏排钠介质以及分子机制的研究,从简单的肾上

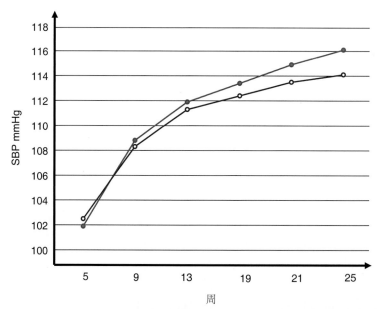

图 2.10　新生儿低钠摄入组(深蓝色)和标准钠盐摄入组(红色)25 周后收缩压水平的差异 [26]。(见彩图)

腺受体对肾素反应的遗传差异,到肾素－血管紧张素、交感神经系统以及钠滤过和重吸收的肾内机制等系统介质之间复杂的交互作用,都已超出了本书的讨论范畴。

2.2　过度肥胖

　　肥胖症在全球范围内不断恶化。近年来,高收入和中等收入国家居民的体重指数(BMI)增长速度已放缓,但其他地区情况却并非如此[35]。超重和肥胖与血压水平升高是密切相关的。高血压相对于超重及肥胖人群的归因风险度估计值虽不相同,但两者都明显升高。一项荟萃分析估计,超重和肥胖人群的高血压风险分别为32%和47%[36]。此外,高血压是过度肥胖患者心血管风险增加更重要的介质[37]。如图

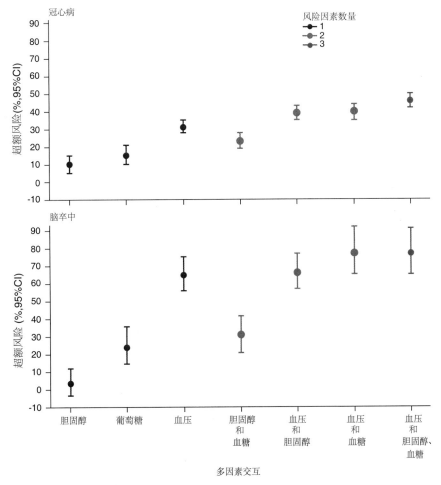

图 2.11　每增加 5 kg/m² 的体重指数增加的冠心病和脑卒中的独立和综合危险。(见彩图)

2.11 显示，BMI 每增加 5kg/m², 胆固醇、血糖、血压引发的冠心病和脑卒中风险分别大致升高 50% 和 70%, 其中血压可单独解释大部分心血管疾病风险。

身体脂肪分布不均也会影响高血压的发病风险。向心性肥胖是独立于 BMI 的危险因素。虽然腰臀比这一指标在预测高血压发生率方面更为精确（图 2.12）[38], 但腰围本身就能反映高血压的风险，而且更容易测量（原文作者更倾向于腰围测量代替腰臀比这一指标——译者注）[39]。其他队列研究已证实了脂肪分布与高血压发病之间的关系 [40]。

许多研究发现，内脏脂肪增加而非皮下脂肪增加的人群患高血压风险更高。一项队列研究对 903 名血压正常的受试者随访 7 年，经氢质子磁共振波谱成像定量发现，内脏脂肪是唯一与高血压发病相关的脂肪分布类型 [41]。过度肥胖引发的风险似乎在体重增加后随即升高 [42]。

高血压与过度肥胖之间存在多种机制。超重人群的高盐高热量饮食导致了血压水平的升高。过度排钠使肾单位超负荷工作，而肾单位的数量不会随体重的增加而增加。另外，一小部分肥胖者具有较低的血压水平，可能是因其肾脏排钠的效率较高所致。

向心性肥胖的危害更大，这表明还有其他机制参与血压的升高。脂肪向心性分布与血压调节的相关细胞因子分泌增多有关，过度肥胖者的交感神经系统、肾素－血管紧张素系统和内源性大麻素系统等过度激活。容量增加会导致利钠肽分泌受损，可能影响肥胖相关高血压的水钠平衡。内脏、腹膜后和肾周脂肪压迫肾脏可能导致肾内压增高、压力性尿钠排泄受损以及高血压的发生。与皮下脂肪相比，向心性脂肪

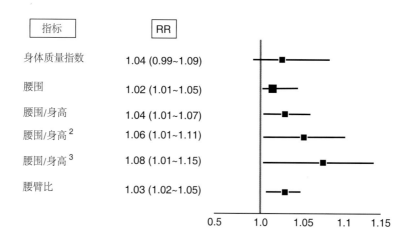

图 2.12　人体测量指标与高血压发病率的关系。

分布引起高血压的发生风险更高,这一结论支持上述假说。关于过度肥胖引起血压升高的进一步机制不在本书讨论范围 [43,44]。

2.3　糖尿病和代谢综合征

糖尿病和高血压都是高发病率的疾病,肥胖是这两者的共同危险因素。因此,很难将糖尿病的独立风险与高血压区分开,反之亦然。一项大型荟萃分析证实了高血压对糖尿病发病风险的影响 [45],但缺乏糖尿病对高血压发病风险的总体评估。

代谢综合征的理念旨在统一糖尿病、血脂异常和高血压的发病机制,并将其归因于胰岛素抵抗,特别是在腹型肥胖患者。由于代谢综合征成为许多生理学家和流行病学家研究的重点,并很快得到全世界临床医师的认可。制药企业也很高兴有一种新的疾病来销售特定治疗药物。Edwin Gale 认为这个顺序是颠倒的,即代谢综合征是为了给利莫那班(rimonabant)创造一个适应证,这种药物对减少腰围尤其有效,但随后由于其副作用而被弃用 [46]。

代谢综合征这一概念遭到许多批判,且有可能不再沿用。从流行病学角度看,还没有对代谢综合征定义的共识。此外,代谢综合征对心血管疾病发病率的预测与其组成部分的总和相当。从病理生理学角度看,代谢综合征不能被实验模型所复制(钠不在模型中),并且许多个体中仅出现代谢综合征的单个组分,不符合由各组分共同决定疾病的原则。最后,特定针对代谢综合征的治疗并没有效果,防治措施还是应该针对单个组分进行。

2.4　钾和其他饮食因素

钠和钾在高血压发病机制中相互影响,高钠低钾是现代饮食的特征。钾可能是健康饮食的关键组成部分,例如 DASH 饮食(终止高血压膳食)。实验研究和临床试验均显示补钾有降压的作用,这可能是因其可降低盐敏感性。已有文献对上述和其他流行病学证据以及作用机制进行综述 [47]。肾外髓质钾通道介导调节钾的循环、促进钠的重吸收 [48]。一项实验证明,抑制钾通道的新型利尿剂可预防盐敏感大鼠的血压升高,并改善肾脏和血管功能 [48]。

以水果、蔬菜及奶制品为基础的 DASH 饮食具有持续的降压作用(见第 4 章)。以此类推,膳食中含有 DASH 饮食成分越少(按队列研究计算得分),个体发生高血压的风险就越高。部分研究显示,低 DASH 评分与高血压发生密切相关 [49],但并非所有研究都得出类似结论 [50]。

2.5　乙醇（酒精）、高血压和心血管疾病

　　酗酒是高血压的发病原因之一。流行病学研究首次报道了乙醇摄入与高血压之间的关系，Kaiser Permanente 研究是第一项阐述这种关系的纵向研究 [51]。ARIC（社区动脉粥样硬化风险）队列研究发现，高血压风险增加及发生高血压者主要见于酗酒的黑人（图 2.13）[52]。巴西 Porto Alegre 进行的队列研究在独立生活的人群也发现上述现象 [53]。乙醇摄入也是 HIV 感染患者发生高血压的危险因素 [54]。

　　许多公认的机制解释了乙醇的血管效应 [55]。然而乙醇导致高血压的作用存在悖论，即急性血管扩张剂怎么会引起血压的慢性升高？我们推测这个效应可能继发于乙醇代谢后的血压水平反跳。40 名 19~30 岁正常男性分别给予水和 15g、30g、60g 乙醇，24 小时动态血压（ABP）监测评估 [56]。其早期和晚期血流动力学效应发现，乙醇摄入后血压水平即刻降低并伴心率加快，夜间血压的杓形减弱（图 2.14）。因此我们推测，由于乙醇的急性舒血管作用引起血压短暂下降，但后期因为反跳效应导致血压水平升高。另一项关于向心性肥胖高血压患者的研究证明，午餐时饮用红酒可使血压水平短暂地降低，这再次证明了之前乙醇对正常个体的短期扩血管效应 [57]。

　　其他实验也显示乙醇后期的升压作用。Abe 等研究表明，乙醇对血压水平有双相作用 [58]。Zilkens 等的交叉试验证明，与饮用脱醇酒或和戒酒期间相比，饮用葡萄

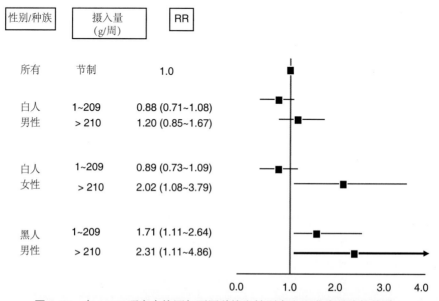

图 2.13　在 ARIC 研究中饮酒与不同种族和性别高血压发病风险的关系。

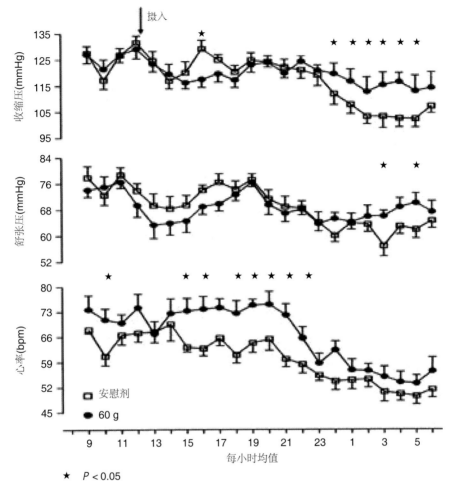

★ P < 0.05

图 2.14 急性乙醇摄入 (60g) 对正常志愿者血压和心率的影响 (见正文)。(Reprinted from Rosito et al. [56], with permission)

酒或啤酒期间可使受试者的血压水平升高 [59]。动态血压监测可见夜间血压升高更为显著。同时还发现晚餐时饮酒的糖尿病患者其双相作用更为明显 [60]。这种后期效应可能是由中枢神经系统（CNS）介导的,因为单纯的外周血管扩张剂是不会引起反跳效应的,迷走神经抑制和交感神经激活可能介导急性乙醇摄入后心率变异性的增加 [61]。

我们的一项横断面研究 [62] 证实,停止饮酒后血压水平会逐渐升高 （图 2.15）,再现了之前实验中乙醇的后期效应。

ARIC 研究报告还挑战了"中小剂量乙醇摄入对冠心病（CHD）发病具有保护作用"这一普遍公认的观点 [63]。乙醇摄入与白人男性的冠心病发病率较低有关 [风险

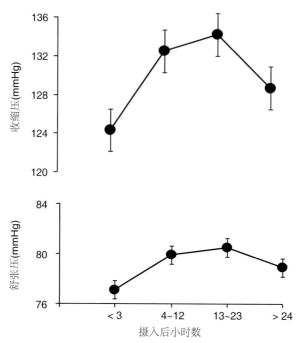

图 2.15　每天乙醇摄入量与男女血压 (BP) 之间的关系；最近一次饮酒后几小时内的血压。

比（HR）=0.88，95% CI 0.79~0.99]，但与非裔美国人冠心病发病风险升高相关（HR 1.13，95% CI 1.01~1.28）。图 2.16 通过种族 / 性别和消费模式进行风险分层。饮酒者生活方式的差异可能会导致种族间乙醇效应的不同，因为生物学差异不太可能引起两个人种之间出现乙醇对冠心病截然相反的作用。美国人群总死亡率的分布模式与上述情况类似 [64]。特别值得注意的是，酗酒还是预测心房颤动、心肌梗死和心力衰竭发生的显著危险因素 [65]。

乙醇饮料对心脏保护作用的表象可能是来自健康队列的效应 [66]。适度饮酒者健康状况良好是因为他们有良好的生活习惯，而不是每天饮一杯酒（或任何其他饮料）。

综上所述，中至大量饮酒会引起血压水平的升高——这可能是由于乙醇对中枢神经系统抑制后的反跳作用。然而这种效应可能受其他生活方式影响而不显著，尤其体现在心血管疾病预防方面。

2.6　睡眠障碍

指南已将阻塞性睡眠呼吸暂停（OSA）列为继发性高血压的原因之一。但目前

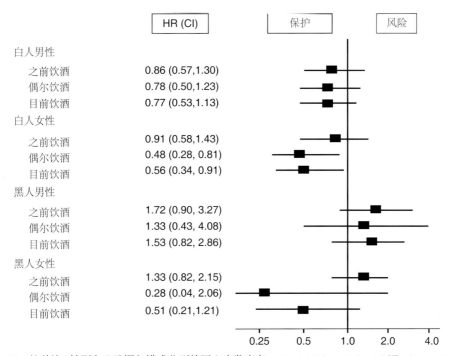

图 2.16 按种族 / 性别和乙醇摄入模式分列的冠心病发病率。(Reprinted from Fuchs et al. [63], with permission)

关于 OSA 与轻中度高血压之间因果关系的证据仍然不足 [67]。

　　然而，OSA 引起难治性高血压的风险是持续存在的。一项病例 - 对照研究表明，难治性高血压患者合并 OSA 的风险几乎是对照组的 5 倍（图 2.17，上图）[68]。从正常血压水平的个体到高血压患者，平均 AHI（呼吸暂停 - 低通气指数）和中度以上 OSA 患者的比例随之升高（图 2.17，下图）。OSA 可通过验证的便携式设备在家庭进行评估 [69]。柏林问卷中难治性高血压患者的 OSA 风险也与上述类似 [70]。

　　OSA 与冠心病 [71] 和血压变异性 [72] 密切相关。相对于高血压和其他心血管事件而言，OSA 应被视为一种心血管疾病 [73]。第 4 章介绍了 OSA 治疗可作为降低血压水平的一种方法。

2.7　压力

　　压力是许多疾病的驱动因素,这些疾病也包括高血压。医师和非医务工作者过去都认为压力可引起血压水平升高，但证据不足。由于恐惧、情绪变化或焦虑等引起的急性应激确实可引起血压水平升高，但问题是这些压力能否导致慢性血压升高尚不清楚。观察性研究——最好是队列研究,比急性实验更能说明这个问题。

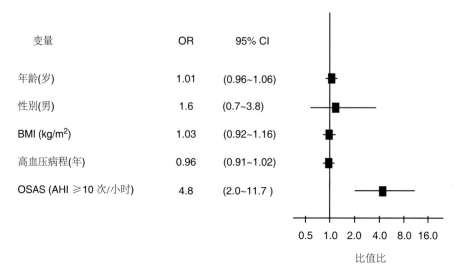

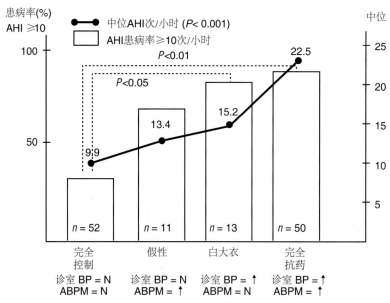

图 2.17　阻塞性睡眠呼吸暂停综合征（OSA）为持续性高血压的风险因素之一（上图），以及真性正常血压、白大衣高血压、隐匿性高血压和真性高血压伴 OSA 增强（下图）。(Reprinted from Gonçalves et al. [68], with permission)

我们对观察性研究的系统评价 [74] 已证实,慢性压力以及对压力的不适当反应与血压水平的长期升高相关,但这些研究的质量尚不能进行总体估计（图 2.18,上图）。我们一项基于人群的横断面研究 [75] 发现,目前的心理压力与患者自诉的高血压有关,但与客观确定的高血压无关（图 2.18,下图）。

与上述系统综述所纳入研究相比,新近临床研究的质量都比较高。一项大型横断面研究发现,调整研究对象的职业地位后,当前的压力认知与高血压无关 [76]。该研究随访还发现,压力认知只与女性高血压呈正相关,尤其是那些中低职业地位的女性 [77]。另一项德国横断面研究 [78] 发现,压力认知与血压水平呈负相关,而客观压力源却与血压水平无关。

综上所述,这些证据表明长期压力可能与高血压相关,但其风险程度较低。

2.8　其他高血压风险

许多因素与原发性高血压有关,其中部分因素可能还存在因果关系。年龄和家族史是不可改变的危险因素,但可通过控制其他危险因素降低高血压的发病,如控制钠盐的摄入等。

2.8.1　社会经济和教育风险

正规教育年限较少、收入较低的人群发生高血压的风险较高 [79]。上学年限较短与高血压发病率更高密切相关,且独立于高血压的其他危险因素（图 2.19）[80]。与非洲祖先的基因组相比,社会经济地位能更好地解释高血压的发生 [81]。

较低的教育程度和较低的社会经济地位均可以作为高血压饮食和行为危险因素的替代指标,但目前的个体研究并没有充分体现这一点。

2.8.2　抑郁症

高血压伴焦虑和抑郁为主的情绪障碍发病率高,促使这两种疾病在同一患者身上同时发生 [82]。通常认为抑郁症是高血压的病因,但一项基于人群的横断面研究 [83] 发现,调整混杂因素后抑郁症和高血压并不相关（图 2.20）。

一项包括 9 项抑郁症与高血压发病风险队列研究的荟萃分析 [84] 显示,抑郁症患者高血压发病风险为 1.42（95% CI 1.09~1.86）。其中一些研究质量差（包括患者自诉高血压,很可能存在测量偏倚）,异质性较高。一项纳入 200 多万人的瑞典斯德哥尔摩调查精神病发病率的横断面研究 [85] 显示,抑郁症更常见于高血压患者（RR 1.29, 95% CI 1.26~1.33）,但并未发现二者之间有因果关联（即,高血压是抑郁症的病因）。高血压与抑郁症之间是否存在相互因果关系尚需设计更好的纵向研究来证明。

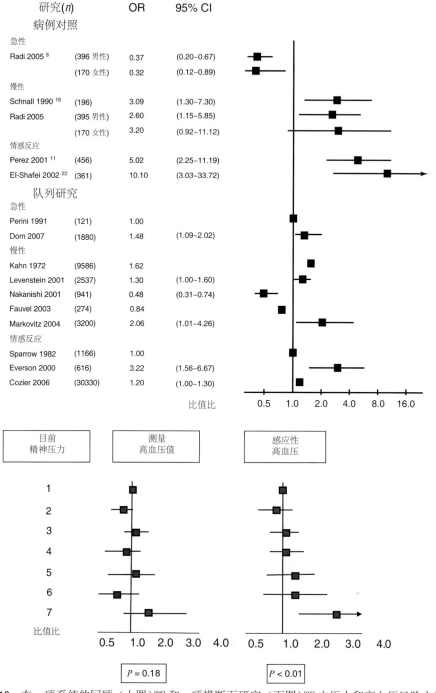

图 2.18 在一项系统的回顾（上图）[95] 和一项横断面研究（下图）[95] 中压力和高血压风险之间的关系。目前的心理压力从 1(少) 到 7(多) 是用面部表情量表测量。

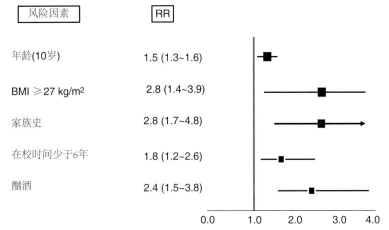

图 2. 19 上学年限较短与高血压风险增加有关,与高血压的其他传统风险无关 [80]。

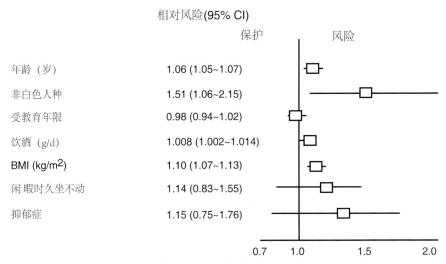

图 2. 20 调整混杂因素后,高血压与抑郁症之间无关联。(Reprinted from Wiehe et al. [83], with permission)

2.8.3 口服避孕药

第一代口服避孕药因雌激素含量高,已确定与血压升高有关。雌激素的轻度同化作用促进钠的正向平衡。含低剂量雌激素的口服避孕药,引起血压升高的风险较低,但目前关于两者之间相互关系的研究较少。一项韩国的横断面研究发现,服用口服避孕药超过 24 个月后,高血压前期和高血压的风险比接近 2[86]。

我们的研究证明了门诊使用口服避孕药患者与未控制血压水平之间的关系 [87]。

口服避孕药的这种不良反应可在药物停止使用后逆转（见第 4 章）。

2.8.4 轮班工作

轮班制可能会对血压昼夜节律产生不利影响，常见后果是糖尿病和高血压。我们对一家大型医院 493 名护理人员的前瞻性横断面研究 [88] 发现，轮班工作制与高血压前期或高血压发病之间没有关系。一项纳入近 6 万名受试者的横断面研究发现，高血压发病风险与非裔美国人倒夜班相关，这在睡眠时间短时尤其如此 [89]。但是，另一项大型队列研究却发现，倒夜班与收缩压和舒张压水平改变不存在任何关系 [90]。这些研究不论呈现正相关或负相关结果，其研究质量都较低，因此倒夜班不太可能参与高血压的发病机制。

2.8.5 内皮功能障碍

阻力血管的舒张功能受损能否引起高血压仍存在疑问。一氧化氮合成及活性异常是引起血管舒张功能障碍的主要机制 [91]。但验证该机制还缺乏统一内皮功能评估标准。主要局限性在于血管内皮功能异常先于血压水平升高的证据不一致。高血压前期或高血压患者大多数都存在内皮功能异常，但这种异常也可能出现在高血压之后。

2.8.6 氧化应激和炎症

氧化应激和炎症可能会导致高血压在内的许多疾病。氧化应激和炎症也是其他心血管危险因素引起内皮功能障碍的中间机制。但是氧化应激和炎症作为中间机制也存在疑问，因为没有证据表明抗炎和抗氧化药物具有降压作用，相反有些药物还会引起血压水平的升高。

2.8.7 其他风险

其他危险因素包括尿酸、咖啡因、维生素 D、营养素、环境温度、空气污染和低出生体重等，但并不是所有的研究都显示它们与高血压发病呈正相关。并且，这些研究的质量和潜在人群的归因风险均较低，表明它们并不能充分解释高血压的发病率。

高血压发病机制的要点

　　1.因年龄增长而血压升高并非自然现象,很有可能是饮食钠摄入过多导致肾脏钠超负荷。

　　2.过度肥胖,特别是向心性肥胖,是近 50% 高血压的发病原因;高盐高热量饮食也同样是血压升高的原因。

　　3.低钾摄入会加剧高盐摄入的危害。

　　4.代谢综合征这一观点不能解释高血压和心血管疾病的发生。

　　5.乙醇摄入导致血压水平的升高,且没有心血管保护作用。

　　6.阻塞性睡眠呼吸暂停是难治性高血压的主要危险因素,但在轻度高血压可能并非如此。

　　7.慢性压力可能是高血压的危险因素,但其风险程度较低。

　　8.较低的社会经济地位及较低的教育水平是高血压的替代危险因素。

　　9.内皮功能障碍、氧化应激和炎症不是高血压的主要发病机制。

　　10.高血压的其他可能原因,即使真的存在,其归因风险也较低。

参考文献

1. Lowenstein FW. Blood pressure in relation to age and sex in the tropics and subtropics. Lancet. 1961;1:389–92.
2. Oliver WJ, Cohen EL, Neel JV. Blood pressure. Sodium intake and sodium related hormones in the Yanomano Indians, a no-salt culture. Circulation. 1975;52:146–61.
3. Dahl LK. Possible role of salt intake on development of essential hypertension. In: Cottier P, Bock KD, editors. Essential Hypertension, an International Symposium. New York: Springer; 1960. p. 53.
4. Intersalt Cooperative Research Group. Intersalt: an international study of electrolyte excretion and blood pressure. Results for 24 hour urinary sodium and potassium excretion. Br Med J. 1988;297:319–28.
5. Whelton PK, Appel LJ, Sacco RL, Anderson CA, Antman EM, Campbell N, et al. Sodium, blood pressure, and cardiovascular disease: further evidence supporting the American Heart Association sodium reduction recommendations. Circulation. 2012;126(24):2880–9.
6. Strom BL, Anderson CA, Ix JH. Sodium reduction in populations: insights from the Institute of Medicine committee. JAMA. 2013;310:31–2.
7. Cobb LK, Anderson CA, Elliott P, Hu FB, Liu K, Neaton JD, et al. Methodological issues in cohort studies that relate sodium intake to cardiovascular disease outcomes: a science advisory from the American Heart Association. Circulation. 2014;129:1173–86.
8. Cogswell ME, Mugavero K, Bowman BA, Frieden TR. Dietary sodium and cardiovascular disease risk — measurement matters. N Engl J Med. 2016;375:580–6.
9. Campbell N, L'Abbe MR, McHenry EW. Too much focus on low-quality science? CMAJ. 2015;187(2):131–2.
10. Zhu K, Psaty BM. Sodium and blood pressure: the puzzling results of intrapopulation epidemiologic studies. Med Hypotheses. 1992;38:120–4.
11. Fuchs FD, Wannmacher CM, Wannmacher L, Guimaraes FS, Rosito GA, Gastaldo G, et al. Effect of sodium intake on blood pressure, serum levels and renal excretion of sodium and

potassium in normotensives with and without familial predisposition to hypertension. Braz J Med Biol Res. 1987;20:25–34.

12. Tobian L. Salt and hypertension. In: Genest J, Koiw E, Kuchel O, editors. Hypertension. New York: McGraw-Hill; 1977. p. 566–75.

13. Tobian L. Evidence for Na-retaining humoral agents and vasoconstrictor humoral agents in hypertension-prone Dahl 'S' rats. Prevention of NaCl-induced hypertension in Dahl 'S' rats with thiazide. Horm Res. 1979;11(6):277–91.

14. Moraes RS, Fuchs FD, Dalla Costa F, Moreira LB. Familial predisposition to hypertension and the association between urinary sodium excretion and blood pressure in a population-based sample of young adults. Braz J Med Biol Res. 2000;33:799–803.

15. Dahl LK, Heine M, Tassinari L. Role of genetic factors in susceptibility to experimental hypertension due to chronic excess salt ingestion. Nature. 1962;194:480–2.

16. Okamoto K, Aoki K. Development of a strain of spontaneously hypertensive rats. Jpn Circ J. 1963;27:282–93.

17. Wilson TW, Grim CE. Biohistory of slavery and blood pressure differences in blacks today: a hypothesis. Hypertension. 1991;17:I122–8.

18. Fuchs FD. Why do black Americans have higher prevalence of hypertension? An enigma still unsolved. Hypertension. 2011;57:379–80.

19. Elijovich F, Weinberger MH, Anderson CA, Appel LJ, Bursztyn M, Cook NR, et al. American Heart Association Professional and Public Education Committee of the Council on Hypertension; Council on Functional Genomics and Translational Biology; and Stroke Council. Salt sensitivity of blood pressure: a scientific statement from the American Heart Association. Hypertension. 2016;68:e7–e46.

20. Iatrino R, Manunta P, Zagato L. Salt sensitivity: challenging and controversial phenotype of primary hypertension. Curr Hypertens Rep. 2016;18:70.

21. Guyton AC, Coleman TG, Cowley AV Jr, Scheel KW, Manning RD Jr, Norman RA Jr. Arterial pressure regulation. Overriding dominance of the kidneys in long-term regulation and in hypertension. Am J Med. 1972;52:584–94.

22. Guyton AC. Personal views on mechanisms of hypertension. In: Genest J, Koiw E, Kuchel O, editors. Hypertension. New York: McGraw-Hill; 1977. p. 566–75.

23. Guyton AC. Kidneys and fluids in pressure regulation: small volume but large pressure changes. Hypertension. 1992;19(1 suppl):12–8.

24. Coleman TG, Guyton AC. Hypertension caused by salt loading in the dog. 3. Onset transients of cardiac output and other circulatory variables. Circ Res. 1969;25:153–60.

25. Lund-Johansen P. Hemodynamic trends in untreated essential hypertension: preliminary report on a 10 year follow-up study. Acta Med Scand. 1977;602:68–76.

26. Folkow B, Hallbäck M, Lundgren Y, Sivertsson R, Weiss L. Importance of adaptive changes in vascular design for establishment of primary hypertension, studied in man and in spontaneously hypertensive rats. Circ Res. 1973;32:2–16.

27. Humphrey JD. Mechanisms of arterial remodeling in hypertension: coupled roles of wall shear and intramural stress. Hypertension. 2008;52:195–200.

28. Dahl LK, Heine M. Primary role of renal homografts in setting chronic blood pressure levels in rats. Circ Res. 1975;36:692–6.

29. Bianchi G, Fox U, Difrancesco GF, et al. Blood pressure changes produced by kidney cross-transplantation between spontaneously hypertensive rats and normotensive rats. Clin Sci Mol Med. 1974;47:435–48.

30. Keller G, Zimmer G, Mall G, Ritz E, Amann K. Nephron number in patients with primary hypertension. N Engl J Med. 2003;348:101–8.

31. He FJ, Li J, Macgregor GA. Effect of longer term modest salt reduction on blood pressure: Cochrane systematic review and meta-analysis of randomised trials. Cochrane Database Syst Rev. 2013 Apr 30;4:CD004937.

32. Hofman A, Hazebroek A, Valkenburg HA. A randomized trial of sodium intake and blood pressure in newborn infants. JAMA. 1983;250:370–3.

33. Geleijnse JM, Hofman A, Witteman JC, Hazebroek AA, Valkenburg HA, Grobbee DE. Long-term effects of neonatal sodium restriction on blood pressure. Hypertension. 1997;29:913–7.

34. He FJ, MacGregor GA. Salt reduction lowers cardiovascular risk: meta-analysis of outcome trials. Lancet. 2011;378(9789):380–2.

35. NCD Risk Factor Collaboration (NCD-RisC). Trends in adult body-mass index in 200 countries from 1975 to 2014: a pooled analysis of 1698 population-based measurement studies with 19.2 million participants. Lancet. 2016;387:1377–96.

36. Poorolajal J, Hooshmand E, Bahrami M, Ameri P. How much excess weight loss can reduce the risk of hypertension? J Public Health (Oxf). 2017;39(3):e95–e102.

37. Global Burden of Metabolic Risk Factors for Chronic Diseases Collaboration (BMI Mediated Effects), Lu Y, Hajifathalian K, Ezzati M, Woodward M, Rimm EB, Danaei G. Metabolic mediators of the effects of body-mass index, overweight, and obesity on coronary heart disease and stroke: a pooled analysis of 97 prospective cohorts with 1.8 million participants. Lancet. 2014;383:970–83.

38. Fuchs FD, Gus M, Moreira LB, Moraes RS, Wiehe M, Pereira GM, Fuchs SC. Anthropometric indices and the incidence of hypertension: a comparative analysis. Obes Res. 2005;13:1515–7.

39. Gus M, Fuchs SC, Moreira LB, Moraes RS, Wiehe M, Silva AF, Albers F, Fuchs FD. Association between different measurements of obesity and the incidence of hypertension. Am J Hypertens. 2004;17:50–3.

40. Silva RC, Silva DA, Bastos JL, Peres KG, Peres M, González-Chica DA. Anthropometric measures change and incidence of high blood pressure levels among adults: a population based prospective study in Southern Brazil. J Hypertens. 2017;35(1):39–46.

41. Chandra A, Neeland IJ, Berry JD, Ayers CR, Rohatgi A, Das SR, et al. The relationship of body mass and fat distribution with incident hypertension: observations from the Dallas Heart Study. J Am Coll Cardiol. 2014;64:997–1002.

42. Tanamas SK, Wong E, Backholer K, Abdullah A, Wolfe R, Barendregt J, et al. Duration of obesity and incident hypertension in adults from the Framingham Heart Study. J Hypertens. 2015;33(3):542–5.

43. John E, Hall JE, Carmo JM, Silva AA, Wang Z, Hall ME. Obesity-induced hypertension: interaction of neurohumoral and renal mechanisms. Circ Res. 2015;116(6):991–1006.

44. Kotsis V, Nilsson P, Grassi G, Mancia G, Redon J, Luft F, Schmieder R, et al. WG on Obesity, Diabetes, the High Risk Patient, European Society of Hypertension. New developments in the pathogenesis of obesity-induced hypertension. J Hypertens. 2015;33:1499–508.

45. Emdin CA, Anderson SG, Woodward M, Rahimi K. Usual blood pressure and risk of new-onset diabetes: evidence from 4.1 million adults and a meta-analysis of prospective studies. J Am Coll Cardiol. 2015;66:1552–62.

46. Gale EA. The myth of the metabolic syndrome. Diabetologia. 2005;48:1679–83.

47. Adrogué HJ, Madias NE. Sodium surfeit and potassium deficit: keys to the pathogenesis of hypertension. J Am Soc Hypertens. 2014;8:203–13.

48. Zhou X, Forrest MJ, Sharif-Rodriguez W, Forrest G, Szeto D, Urosevic-Price O, et al. Chronic inhibition of renal outer medullary potassium channel not only prevented but also reversed development of hypertension and end-organ damage in Dahl salt-sensitive rats. Hypertension. 2017;69:332.

49. Günther AL, Liese AD, Bell RA, Dabelea D, Lawrence JM, et al. Association between the dietary approaches to hypertension diet and hypertension in youth with diabetes mellitus. Hypertension. 2009;53:6–12.

50. Folsom AR, Parker ED, Harnack LJ. Degree of concordance with DASH diet guidelines and incidence of hypertension and fatal cardiovascular disease. Am J Hypertens. 2007;20:225–32.

51. Klatsky AL, Friedman GD, Siegelaub AB, Gérard MJ. Alcohol consumption and blood pressure: Kaiser-Permanente multiphasic health examination data. N Engl J Med. 1977;296:1194–2000.

52. Fuchs FD, Chambless LE, Whelton PK, Nieto FJ, Heiss G. Alcohol consumption and the incidence of hypertension: the Atherosclerosis Risk in Communities study. Hypertension. 2001;37:1242–50.

53. Steffens AA, Moreira LB, Fuchs SC, Wiehe M, Gus M, Fuchs FD. Incidence of hypertension by alcohol consumption: is it modified by race? J Hypertens. 2006;24:1489–92.

54. Ikeda ML, Barcellos NT, Alencastro PR, Wolff FH, Brandão AB, Fuchs FD, et al. Association of blood pressure and hypertension with alcohol consumption in HIV-infected white and non-white patients. Scientific World Journal. 2013;2013:169825.

55. Bau PF, Bau CH, Rosito GA, Manfroi WC, Fuchs FD. Alcohol consumption, cardiovascular health, and endothelial function markers. Alcohol. 2007;41:479–88.

56. Rosito GA, Fuchs FD, Duncan BB. Dose-dependent biphasic effect of ethanol on 24-h blood pressure in normotensive subjects. Am J Hypertens. 1999;12:236–40.

57. Foppa M, Fuchs FD, Preissler L, Andrighetto A, Rosito GA, Duncan BB. Red wine with the noon meal lowers post-meal blood pressure: a randomized trial in centrally obese, hypertensive patients. J Stud Alcohol. 2002;63:247–51.

58. Abe H, Kawano Y, Kojima S, Ashida T, Kuramochi M, Matsuoka H, et al. Biphasic effects of repeated alcohol intake on 24-h blood pressure in hypertensive patients. Circulation. 1994;89:2626–33.

59. Zilkens RR, Burke V, Hodgson JM, Barden A, Beilin LJ, Puddey IB. Red wine and beer elevate blood pressure in normotensive men. Hypertension. 2005;45:874–9.

60. Mori TA, Burke V, Zilkens RR, Hodgson JM, Beilin LJ, Puddey IB. The effects of alcohol on ambulatory blood pressure and other cardiovascular risk factors in type 2 diabetes: a randomized intervention. J Hypertens. 2016;34:421–8.

61. Bau PF, Moraes RS, Bau CH, Ferlin EL, Rosito GA, Fuchs FD. Acute ingestion of alcohol and cardiac autonomic modulation in healthy volunteers. Alcohol. 2011;45:123–9.

62. Moreira LB, Fuchs FD, Moraes RS, Bredemeier M, Duncan BB. Alcohol intake and blood pressure: the importance of time elapsed since last drink. J Hypertens. 1998;16:175–80.

63. Fuchs FD, Chambless LE, Folsom AR, Eigenbrodt ML, Duncan BB, Gilbert A, et al. Association between alcoholic beverage consumption and incidence of coronary heart disease in whites and blacks: the Atherosclerosis Risk in Communities study. Am J Epidemiol. 2004;160:466–74.

64. Jackson CL, Hu FB, Kawachi I, Williams DR, Mukamal KJ, Rimm EB. Black–white differences in the relationship between alcohol drinking patterns and mortality among US men and women. Am J Public Health. 2015;105:S534–43.

65. Whitman IR, Agarwal V, Nah G, Dukes JW, Vittinghoff E, Dewland TA, et al. Alcohol abuse and cardiac disease. J Am Coll Cardiol. 2017;69:13–24.

66. Fuchs FD, Chambless LE. Is the cardioprotective effect of alcohol real? Alcohol. 2007;41:399–402.

67. Cano-Pumarega I, Durán-Cantolla J, Aizpuru F, Miranda-Serrano E, Rubio R, Martínez-Null C, et al. Obstructive sleep apnea and systemic hypertension: longitudinal study in the general population: the Vitoria Sleep Cohort. Am J Respir Crit Care Med. 2011;184:1299–304.

68. Gonçalves SC, Martinez D, Gus M, de Abreu-Silva EO, Bertoluci C, Dutra I, et al. Obstructive sleep apnea and resistant hypertension: a case–control study. Chest. 2007;132:1858–62.

69. Tonelli de Oliveira AC, Martinez D, Vasconcelos LF, Gonçalves SC, Lenz MC, Fuchs SC, et al. Diagnosis of obstructive sleep apnea syndrome and its outcomes with home portable monitoring. Chest. 2009;135:330–6.

70. Gus M, Gonçalves SC, Martinez D, de Abreu Silva EO, Moreira LB, Fuchs SC, et al. Risk for obstructive sleep apnea by Berlin Questionnaire, but not daytime sleepiness, is associated with resistant hypertension: a case-control study. Am J Hypertens. 2008;21:832–5.

71. Massierer D, Martinez D, Fuchs SC, Pellin PP, Garcia MS, Zacharias AL, et al. Obstructive sleep apnea, detected by the Berlin Questionnaire: an associated risk factor for coronary artery disease. Cad Saude Publica. 2012;28:1530–8.

72. Steinhorst AP, Gonçalves SC, Oliveira AT, Massierer D, Gus M, Fuchs SC, et al. Influence of sleep apnea severity on blood pressure variability of patients with hypertension. Sleep Breath. 2014;18:397–401.

73. Fuchs FD, Martinez D. Obstructive sleep apnea should be deemed a cardiovascular disease. Heart. 2015;101:1261–2.

74. Sparrenberger F, Cichelero FT, Ascoli AM, Fonseca FP, Weiss G, Berwanger O, et al. Does psychosocial stress cause hypertension? A systematic review of observational studies. J Hum Hypertens. 2009;23:12–9.

75. Sparrenberger F, Fuchs SC, Moreira LB, Fuchs FD. Stressful life events and current psychological distress are associated with self-reported hypertension but not with true hypertension: results from a cross-sectional population-based study. BMC Public Health. 2008;8:357.

76. Wiernik E, Pannier B, Czernichow S, Nabi H, Hanon O, Simon T, et al. Occupational status moderates the association between current perceived stress and high blood pressure: evidence from the IPC cohort study. Hypertension. 2013;61:571–7.

77. Wiernik E, Nabi H, Pannier B, Czernichow S, Hanon O, Simon T, et al. Perceived stress, sex and occupational status interact to increase the risk of future high blood pressure: the IPC

cohort study. J Hypertens. 2014;32:1979 86.

78. Hassoun L, Herrmann-Lingen C, Hapke U, Neuhauser H, Scheidt-Nave C, Meyer T. Association between chronic stress and blood pressure: findings from the German Health Interview and Examination Survey for Adults 2008–2011. Psychosom Med. 2015;77:575–82.

79. Brummett BH, Babyak MA, Siegler IC, Shanahan M, Harris KM, Elder GH, et al. Systolic blood pressure, socioeconomic status, and behavioral risk factors in a nationally representative US young adult sample. Hypertension. 2011;58:161–6.

80. Fuchs FD, Moreira LB, Moraes RS, Bredemeier M, Cardozo SC. Prevalence of systemic arterial hypertension and associated risk factors in the Porto Alegre metropolitan area. Population-based study. Arq Bras Cardiol. 1994;63:473–9.

81. Lima-Costa MF, Mambrini JV, Leite ML, Peixoto SV, Firmo JO, Loyola Filho AI, et al. Socioeconomic position, but not African genomic ancestry, is associated with blood pressure in the Bambui-Epigen (Brazil) cohort study of aging. Hypertension. 2016;67:349–55.

82. Maatouk I, Herzog W, Böhlen F, Quinzler R, Löwe B, Saum KU, et al. Association of hypertension with depression and generalized anxiety symptoms in a large population-based sample of older adults. J Hypertens. 2016;34(9):1711–20.

83. Wiehe M, Fuchs SC, Moreira LB, Moraes RS, Pereira GM, Gus M, et al. Absence of association between depression and hypertension: results of a prospectively designed population-based study. J Hum Hypertens. 2006;20:434–9.

84. Meng L, Chen D, Yang Y, Zheng Y, Hui R. Depression increases the risk of hypertension incidence: a meta-analysis of prospective cohort studies. J Hypertens. 2012;30:842–51.

85. Sandström YK, Ljunggren G, Wändell P, Wahlström L, Carlsson AC. Psychiatric comorbidities in patients with hypertension; a study of registered diagnoses 2009–2013 in the total population in Stockholm County, Sweden. J Hypertens. 2016;34:414–20.

86. Park H, Kim K. Associations between oral contraceptive use and risks of hypertension and prehypertension in a cross-sectional study of Korean women. BMC Womens Health. 2013;13:39.

87. Lubianca JN, Faccin CS, Fuchs FD. Oral contraceptives: a risk factor for uncontrolled blood pressure among hypertensive women. Contraception. 2003;67:19–24.

88. Sfreddo C, Fuchs SC, Merlo AR, Fuchs FD. Shift work is not associated with high blood pressure or prevalence of hypertension. PLoS One. 2010;5:e15250.

89. Ceïde ME, Pandey A, Ravenell J, Donat M, Ogedegbe G, Jean-Louis G. Associations of short sleep and shift work status with hypertension among black and white Americans. Int J Hypertens. 2015;2015:697275.

90. Gholami Fesharaki M, Kazemnejad A, Zayeri F, Rowzati M, Akbari H. Historical cohort study of shift work and blood pressure. Occup Med (Lond). 2014;64(2):109–12.

91. Mordi I, Mordi N, Delles C, Tzemos N. Endothelial dysfunction in human essential hypertension. J Hypertens. 2016;34:1464–72.

第3章 诊断与评估

3.1 血压测量

1733 年，Reverend Stephen Hales 首次在马的动脉中测量到了血压。19 世纪下半叶，科学家开发出无创血压测量方法，但没有一种适用于临床。1896 年，Scipione Riva-Rocci 改进了德国制作的器具雏形，创造了第一台水银血压计 [1]。它通过触摸桡动脉脉搏的方法来测量收缩压。1905 年，俄罗斯外科医生 Korotkov（这个名字在某些出版物中被拼写为"Korotkoff"）首次描述了脉搏波 [2]。

本书第 1 章介绍了如何利用这些具有里程碑意义的研究成果来识别高血压风险。自 Korotkov 研究后，听诊法已被广泛应用于临床诊断和血压管理。无汞血压计的出现是多年来的唯一进展，它对血压测量、减少汞对环境的影响具有实际意义。听诊法可有效评估高血压风险，但存在不可重复测量血压、测量过程中数值的读取容易出现偏差，以及患者在医师测量血压过程中产生的焦虑等局限性。

这些缺陷在最近几十年得到改善。19 世纪发明的示波法血压计早于听诊法出现，其临床应用消除了血压值读取误差。示波法 * 并非通过听诊动脉阻断引起湍流声音读取血压值，而是通过记录动脉阻断引起袖带振荡得到血压值。振荡通过测量仪传到一个冒烟的圆柱体，临床实用性不强，但通过电子信号记录袖带振荡则可应用于临床。平均血压对应于最大振幅时最低袖带压，经算法得出收缩压和舒张压。

欧洲高血压学会（ESH）[3]、英国高血压学会（BHS）[4] 和美国医疗器械促进会（AAMI）[5] 通过与听诊法比较，遵循标准化方案验证了示波法血压计的有效性。采

---

* 译者注：示波法又称测振法，测量原理是通过充气袖带加压来阻断肱动脉血流，然后缓慢减压，根据减压过程中传出压力脉冲变化来获取人体的收缩压和舒张压。其测量过程是：首先对袖带充气加压直至阻断肱动脉血流，然后开始以 2~3mmHg 的固定速率缓慢放气。随着袖带压力的下降，肱动脉血管由阻断变为导通，这一过程会在袖带中产生一系列的脉搏波，且脉搏波随压力下降而逐渐增强，当袖带压力远高于收缩压时脉搏波消失。与脉搏波最大值对应的是平均压，收缩压和舒张压分别由对应脉搏波振幅最大值的比例关系计算得出。

用动态血压（ABP）监测和家庭血压（HBP）监测的队列研究通过示波袖带和电子血压记录，从真正意义上证明了示波计的有效性。相比采用诊室血压测量的研究，以上研究能更精确地识别高血压的风险（见 3.3 节）。

听诊法已过时，已有许多研究报道该方法在测量血压过程中的偏差。一项纳入 323 项研究的系统评价提示，包括患者、设备、程序或观察者在内等 29 种因素，至少有 1 种以上因素与血压测量结果不准确相关[6]。继 Korotkov 和 Riva-Rocci 伟大发明之后的一个多世纪，在高血压检测、分级治疗的过程中，仍采用坐位诊室血压测量值[7]。

常规血压测量应使用电子血压计。其精确度不亚于听诊法，还省去了听诊法的许多步骤。听诊法测血压有袖带放气、Korotkov 声始末时数值读取一系列过程，而电子血压计只需按下一个按钮便可直接读取。并且示波法血压测量还具有无须人为监测、可重复性的优点。示波法记录 Korotkov 声音也已被研发，目前正在深入调研，问题主要集中在如何有效记录上臂脂肪较厚患者肱动脉的脉搏波。

3.2 每日血压负荷、偶测血压和日常血压的概念

心脏每次收缩会因静脉回心血量、心脏收缩力、瞬时变异及外周阻力之间的平衡而产生对应的脉搏波和血压值，这些参数受运动、饮食、睡眠、身体和情绪刺激等因素的影响。理论上血压负荷是 24 小时内每搏血压总和（每 24 小时约 100 000 次搏动）。

偶测血压无法估计每日血压负荷。偶测血压在每次测量中仅测量两个周期的血压（一个用于收缩期血压，另一个用于舒张期血压），这样的测量方法会产生包括"白大衣效应"在内的后续效应，而影响数据的准确性。在一些前瞻性队列研究中发现，尽管增加测量次数，但由于少量测量的原因，反映出来的血压水平仍存在血压数值偏高的可能性。新的血压测量方法是通过增加测量次数而不需要观察者测量血压来提高 24 小时血压负荷的估计精度。这些测量的平均值已经减少了虚假值影响，并且更接近个体的日常血压值（24 小时负荷）。

偶测血压和日常血压的概念并不新鲜。在 20 世纪 40 年代中期，Horace Smirk 提出了基础（即日常）血压和偶测血压的概念。为了测量基础血压，他推荐一个广泛的方案，其中包括禁食和休息时间，以及几种血压测量的方法。

目前获得接近个人日常血压的测量方法见框 3.1。

框 3.1　血压测量方法
　　诊室重复多次血压测量
　　自动化诊室血压测量
　　动态血压监测
　　家庭血压监测

3.3　精准评估高血压危害的方法

采用听诊法测量血压的经典队列研究明确了高血压的危害。但一些研究在一天内只测几次血压，这种偶测血压值往往比日常血压值要高，如果荟萃分析采用上述结果，则分析得出的真实危害将会被稀释，因为受试者日常血压低于临床测量值，这种现象叫作"回归稀释偏倚"。前瞻性研究协作组自第一次报告 [9] 开始，在 Framingham 心脏研究队列的两个随后评估周期，通过校正基于年龄基线的血压变化来调整回归稀释偏倚。最近一份报告 [10] 显示，他们通过多次测量对血压值进行校正并在个别研究中重复测量血压达 286 000 次。

尽管存在前文所述的局限性，但听诊法测量诊室血压仍然是高血压诊断和治疗最广泛应用的方法。以下几点建议可能对血压测量质量的提高有帮助：①严格遵守测量方法；②充分维护血压计；③宜在非同日内多次测量血压，以减少"白大衣性"高血压和隐匿性高血压的影响。图 3.1 显示，在治疗启动前三个不同的白天测量血压 6 次后，患者的血压值下降 10/5 mmHg[11]。

动态血压监测（ABPM）和家庭自测血压（HBPM）可反复测量，有效避免了评估高血压危害时调整回归稀释偏倚。与采用诊室血压数值的研究相比，采用以上血压监测手段的研究不仅数据的离散程度更低，精准度更高，而且报告相同危害的血压值也更低。与采用听诊法研究相比，包括 PAMELA 队列在内的几个研究尽管受试者较少，但它们证实了血压升高所致的心血管危害 [12]。如图 3.2 所示，与诊室血压测量相比，同一天内不同时间段的家庭自测血压和动态血压监测发现可致心血管危害的血压值更低、坡度更陡。与日间血压水平相比，夜间高血压的危害更大，因为其受运动、情绪影响较小。一项荟萃分析还表明，夜间血压升高所致的危害独立于 24 小时血压水平 [13]。

动态血压监测不仅可获得 24 小时内多个血压测量数值，而且能在睡眠期监测血压，优于常规的诊室血压测量。比较诊室血压测量、动态血压监测和家庭自测血压还发现，动态血压监测对预测心血管事件的发生具有优势 [14]。且在预测难治性高血压患者预后方面所具有的优越性也得到证实 [15]。

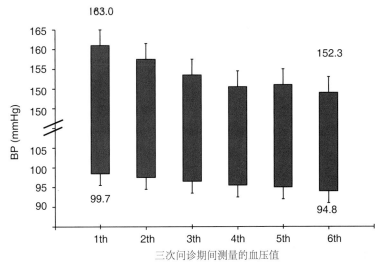

图 3.1 三次问诊期间进行的 6 次测量的血压情况 [11]。

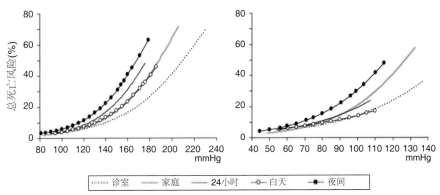

图 3.2 在 PAMELA 队列研究中采用不同的方法评估高血压的风险。（Repriated from Sega et al[12], with permission）

对于接受治疗的高血压患者而言，清晨家庭自测血压比诊室血压测量有更好的预测效能 [16]。最近已开发出可通过程序设计在睡眠期间进行测量的家庭自测血压设备。夜间的家庭自测血压值和动态血压监测所得的血压平均值相似 [17]，且都与超声心动图诊断的左心室质量指数、颈动脉内-中膜厚度、尿蛋白排泄及踝-臂指数（ABI）等亚临床靶器官损害相关 [18]。

家庭自测血压的测量次数和测量间隔各有不同。以动态血压监测（ABP）为金标准，我们证明了采用家庭自测血压，在更短天数内进行多次测量，能更准确地诊断

高血压 [19]。

　　无人值守的自动化诊室血压（AOBP）测量是一种类似于诊室外血压测量的方法 [20]，它不需要医务人员操作，自动记录多个血压读数。尽管 AOBP 在各方案中血压测量次数不同，但其与通过动态血压监测和家庭自测血压所测得的日间血压平均值相近。加拿大一项队列研究采用这种方法评估基线血压发现，降压治疗后收缩压为 110~119 mmHg 时，心血管疾病的发生率最低（图 3.3）[21]。这与 SPRINT 研究强化降压组的结果相似 [22]。

　　找到个人的日常血压水平对于高血压患者治疗同样重要。有人认为 SPRINT 研究 [22] 不足之处在于诊室血压测量并未采用常见的方法 [23]，但自动化测量（AOBP）能使白大衣性高血压的影响最小化。这种策略可能会低估偶测血压值 5~16mmHg[24]，而批评者似乎更愿意采用这种"不准确"的方法来测量血压。

　　在既往一些识别高血压风险的队列研究中，血压测量的方法有时也不符合标准，临床试验中经常多次重复测量并舍弃首次值。美国退伍军人协作研究 [25] 中，随机入选的患者在住院 4~6 天及评估治疗依从性期间舒张压均 ≥ 115mmHg，受试者尿中检测代谢物以判断其依从性，所测得血压值比诊室血压低约 9/6 mmHg[26]。早先研究中测得血压值被纳入指南和共识，这尽管不准确却并未见临床实践中对其进行调整。

　　无论 SPRINT 研究中采用的自动化血压测量方法对结果有何影响，患者日常血压的测量方法应保持一致。加拿大高血压管理指南已建议将 AOBP 测量作为获得诊室血压的首选方法 [27]。

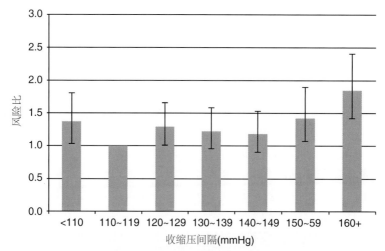

图 3.3　用无人值守的自动化诊室血压评估发生心血管疾病的风险比。（Reprinted from Myers et al.[21]with permission）

3.4　"白大衣高血压"和隐匿性高血压

常规听诊法测量的诊室血压精确度不高,其结果与诊室外的动态血压监测和家庭自测血压均不同。一般情况下,有一定比例的患者因警觉反应,导致诊室血压测量结果要高于诊室外血压测量的结果,也就是所谓的"白大衣高血压"。已经接受治疗的患者也可能出现这种现象,称为"白大衣效应"。与之相反,未接受治疗的患者诊室血压正常而在家庭自测血压升高,则称作"隐匿性高血压",而对于已经接受治疗的患者,则称为"隐匿性效应"。图 3.4 显示了通过诊室血压测量和诊室外血压测量(动态血压监测及家庭自测血压)所给出的诊断可能性。

早期识别"白大衣高血压"和隐匿性高血压是明确血压升高所致心血管疾病风险增加的重要因素。如图 3.5,PAMELA 研究显示在不同类型血压情况下心血管死亡风险的差异[28]。该队列随访 18 年发现,白大衣高血压所致的总死亡风险和心血管死亡风险均明显升高[29]。

不同条件下多种血压测量方法可验证不同个体的警觉反应。此外,对于接受降压治疗的高血压患者而言,隐匿性效应和白大衣效应可能反映家庭和就诊当天治疗依从性的不同。因 AOBP 可减轻白大衣性高血压和隐匿性高血压的影响,建议诊室血压测量时采用该方法[20]。

在个别队列研究中,发现白大衣高血压与心血管事件之间存在边缘统计学关联性,可能是由于其统计效能不足导致的。IDACO 研究(动态血压与心血管预后的国际合作研究)通过对 11 个队列研究进行汇总分析,以 140/90 mmHg 为阈值,有 653 名白大衣高血压患者的血压水平与正常个体相近[30]。另外包含 23 个队列,总共纳

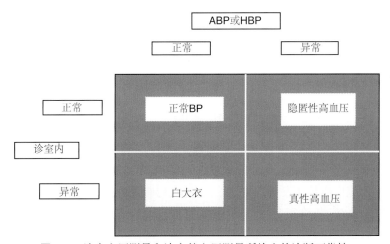

图 3.4　诊室血压测量和诊室外血压测量所给出的诊断可靠性。

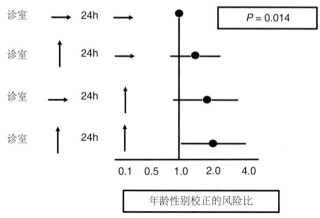

图 3.5 正常诊室血压（右箭头）和异常 24 小时动态血压监测（向上箭头）的心血管疾病死亡的风险比（HR）。（Reprinted from Mancia et al.[28],with permission）

入 20 445 名未接受降压治疗患者的系统回顾显示，与血压正常个体相比，白大衣高血压患者发生心血管疾病风险为 1.38（95% CI 1.15~1.65）[31]，而降压治疗后，心血管疾病风险并不显著。

白大衣高血压所带来的风险显然并非全部是诊室血压升高导致的。与血压真正正常的个体相比，白大衣高血压患者实际上日常血压更高。即使动态血压监测提示其血压在正常范围，有白大衣高血压或白大衣效应患者的血压水平也高于正常个体[32]。实际上有白大衣性高血压或白大衣效应患者的高血压风险更大。大部分采用诊室血压测量方法的研究证实了高血压（包括白大衣高血压）治疗带来心血管获益，因此对白大衣高血压患者进行治疗也是合理的。

在不同研究人群，白大衣高血压和隐匿性高血压的发病率也不相同。既往某些特定人群的研究报道白大衣高血压的患病率在 25% 左右[33]。社区隐匿性高血压患病率调查和美国国家健康与营养调查（NHANES）的数据估计，诊室血压正常的美国成年人隐匿性高血压的患病率为 12.3%（95% CI 10.0~14.5），相当于有 1710 万 21 岁及以上的成人患病[34]。

3.4.1 诊室外血压测量的诊断阈值

第 1 章介绍了异常血压升高的诊断阈值应该是诊室血压 ≥ 120/80mmHg，这个阈值可能也适用于 AOBP。当前指南建议，家庭自测血压和动态血压监测的诊断阈值应该低于诊室血压值（表 3.1）[33, 35]。包含队列研究数据的荟萃分析确定了引起心血管风险的血压值，与诊室血压测量相比，家庭自测血压和动态血压监测所得血压值更低。基于目前降压治疗风险和获益的最新进展，目前的诊断阈值可能将不再有效。

表 3.1　根据现行指南通过动态血压（ABP）和家庭血压监测（HBP）测量的高血压诊断阈值

	ABP（mmHg）	HBP（mmHg）
日间血压	≥ 135/85	≥ 135/85
晚间血压	≥ 120/70	
24h 血压	≥ 130/80	

与推荐的日常血压相比，睡眠期间收缩压的推荐值 (100 mmHg) 下降程度很少超过预期值的 10%。这些具体数值可能会被其他学会讨论，但一般而言，该表中用于高血压诊断的数值是指诊室外血压。

根据 SPRINT 研究 [22] 所采用的方法，采用 AOBP 测量所得的血压值与日间动态血压监测和家庭自测血压测值之间具有相关性 [36,37]，并建议日间动态血压监测及家庭自测血压诊断高血压的阈值为 120/80mmHg，夜间动态血压监测和 24 小时动态血压监测的阈值则应该成比例地降低。2017 年 ACC/AHA 指南 [38] 推荐的血压值见表 3.2。

3.5　临床评价

临床就诊时准确地测量血压是必不可少的。血压测量是各年龄段成人体格检查时的重要组成部分 [39]。此外，各专科和急诊就诊时都应进行血压测量，但不幸的是，全世界许多医疗机构并未做到。

高血压患者临床评估的目的是评估其预后并进行危险分层。

3.5.1　头痛

血压测量是诊断高血压的唯一方法。但一些非专业人士、非专科医师甚至是医

表 3.2　通过动态血压（ABP）和家庭血压监测（HBP）测量建议的新的高血压（BP）诊断阈值 *

	ABP（mmHg）	HBP（mmHg）
日间血压	≥ 120/80	≥ 120/80
晚间血压	≥ 100/65	
24h 血压	≥ 115/75	

* 该标准与中国高血压指南不同 (译者注)。

学教科书仍然认为出现某些症状（多数是头痛）才考虑高血压。即使缺乏证据支持血压水平与头痛的相关性，仍然有人相信上述错误观点，这样或将导致患者针对症状进行治疗从而增加高血压诊断的机会。然而如果两者不相关，上述观点将不利于发现无症状高血压的患者。

对主诉为头痛的患者应进行动态血压监测来筛查[40]。但主诉头痛和并未主诉头痛的患者其每小时收缩压和舒张压平均值并无差异。即使血压监测过程中出现了头痛的患者，在症状出现前其血压值也并未升高（图3.6）。

一项基于人群的横断面研究发现，高血压与几种类型的头痛并不相关（图3.7）。校正相关混杂因素后，偏头痛主诉与高血压呈逆向相关关系，偏头痛是高血压的保护因素（RR 0.56，95% CI 0.41~0.77）。大多数研究[42-44]也体现血压与偏头痛的这种反向关系，但并非所有研究都如此[45]。

此外我们在门诊工作过程中发现，头痛和严重高血压之间并没有关系[46]。

大多数观察性研究表明血压与头痛之间没有关联，但两项大型纵向研究确定了血压与头痛发生之间呈逆向相关关系[44,47]。

而与有安慰剂对比的降压药物随机对照研究结果与上述观察性研究相矛盾。Law 等[48]对纳入 94 个中小型试验、240 000 名受试者的荟萃分析发现，头痛发生率在积极治疗组比安慰剂组低约 30%（8.0% 对 12.4%）。利尿剂、β 受体阻滞剂、ACE-I和 ARB 这四类药物与降低头痛的发病率相关，其中 β 受体阻滞剂尤甚。同时该效应

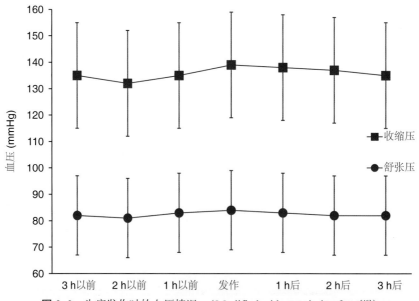

图 3.6 头痛发作时的血压情况。（Modified with permission from[40]）

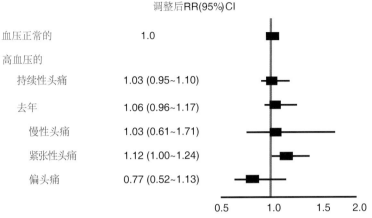

图 3.7 不同头痛类型与高血压的关系 [41]。

与降低舒张压水平密切相关。

观察性研究和实验性研究的结果很难一致。荟萃分析发现,除利尿剂外其他类型的降压药物在试验中对头痛有益,尤其是 β 受体阻滞剂。该荟萃分析包括的试验异质性很高,其结果显示,头痛属于降压治疗所导致的不良事件,而且只有约 10% 患者主诉头痛。需要治疗 30 例患者才能预防 1 例头痛(NNT),绝对降低幅度很低,这个问题仍然存在,但无法在新的大型研究中进行证明。

即使某些类型头痛和血压之间存在关联,或者降压药物可能降低头痛发生率,医师和患者也不该将头痛视为高血压的症状,因为高血压的诊断还是应通过有效的血压测量来实现。

3.5.2 鼻衄

尽管大多数的出血是由静脉循环所导致,但鼻衄却通常由高血压引发,当然也可能是由于局部因素导致的。在急诊室中这两者之间有可能是反向因果关系。我们门诊进行的两项临床研究表明,鼻衄史与血压之间并不相关 [49, 50]。一项基于人群的研究也未发现血压与鼻衄之间的关系(图 3.8)[51]。

3.5.3 生活质量

多项关于高血压影响生活质量的研究存在异质性,因此其外界认可度并不高。我们通过一项荟萃分析和一项人群研究调查这个问题。纳入 6 项研究的荟萃分析发现,低生活质量有 8 个方面的界定标准 [52]。图 3.9 显示了其中 4 个方面的评估,只有 3 项研究实际测量了血压,但与其他研究相比结果并无变化。只有 1 项研究调查了高血压知晓率的相关性。

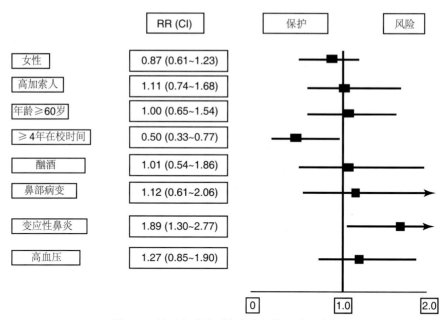

图 3.8 基于人群的研究中鼻衄的风险因素。

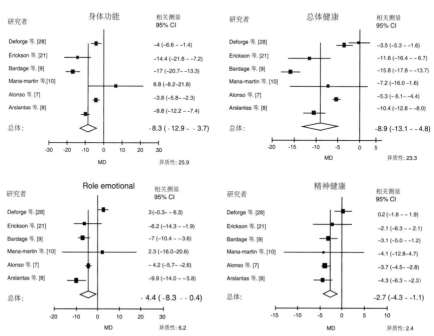

图 3.9 在 36 项简式健康调查 (SF-36) 评估的四个生活质量领域中，高血压患者的生活质量最差。（Reprinted from Trevisol et al.[2] with permission）

一项随机选择 1858 名社区成年人的研究 [53] 发现,高血压与生活质量下降存在关联,特别是已接受治疗且血压得到控制的患者。高血压与生活质量下降的潜在关联是因为患者在生病时往往自我感觉很糟,当诊断高血压时可以解释这种情况,但血压得到控制的患者其生活质量下降仍有待验证。但不管这种关联是否正确,生活质量下降可能会影响患者的治疗依从性。

3.5.4　骨骼肌肉不适

慢性骨骼肌肉不适是常见的疾病,高血压合并慢性骨骼肌肉不适也很常见,而且肥胖和年龄也是这些疾病的危险因素。既往一些研究证实高血压会引起痛觉减退,但并没有发现痛觉减退会引起高血压。我们在一项基于人群的研究中探索了这种可能性 [59],有趣的是,慢性骨骼肌肉不适在已接受药物治疗但在未得到控制的高血压患者中更常见,就和我们关于生活质量的调查结果一样,但这种关联性仅限于男性。总的来说,不同研究的结果显示证据不一致,并且可能跟临床情况不一致。

3.5.5　其他病史

其他病史包括高血压家族史、高血压持续时间、既往治疗情况、导致血压升高因素（例如摄入乙醇和口服避孕药）以及其他心血管危险因素等。继发性高血压的诊断线索见第 3.9 节。心血管疾病症状和早发心血管疾病家族史对心血管危险分层也十分重要。

3.5.6　体格检查

准确地测量血压是体格检查的重点,同时应该补充诊室外的血压测量（见第3.4.1 节）。

体格检查对评估高血压患者非常有用,尽管现在有实验室检查、心电图（ECG）和超声心动图等手段。

主动脉瓣区听诊区第二心音亢进可能是体格检查时高血压的首要表现。如果可闻及第四心音则是左心室舒张功能受损的表现。持续性的心尖搏动是更早期慢性压力超负荷的标志。在没有并发症的高血压患者中,心尖搏动移位和弥散情况很罕见。

腹部体格检查主要包括是否发现肾脏肿块和是否可闻及主动脉、肾动脉血管杂音。大部分可疑结果可通过影像学和多普勒超声证实,但体格检查却是安全、经济的。

寻找由高血压引起相关临床疾病的体征十分重要,特别是在病史中相关临床症状的描述:心尖搏动弥散和移位、第三心音（S3）、房颤、肺部啰音、颈动脉或外周动脉异常搏动,以及包括认知功能障碍在内的神经功能缺陷。

3.5.7　实验室检查

常规实验室检查比较简单（框 3.2）。

框 3.2　高血压患者的常规实验室检查

　　糖化血红蛋白

　　血脂

　　血肌酐和尿液分析

　　电解质（血钾）

糖化血红蛋白和血脂的检测旨在确定其他心血管危险因素。血肌酐检查用于估算肾小球滤过率，以确定是否存在慢性肾脏病——继发性高血压的原因之一。尿液分析特别是蛋白尿的检查，是寻找慢性肾脏病（高血压病因或后果）的线索。血钾可评估利尿剂的不良反应，并可初步筛查原发性醛固酮增多症。进一步实验室检查取决于特定的临床指征。

3.6　危险分层

亚临床靶器官损害的证据可以对高血压患者进行精准危险分层。其他心血管危险因素会加剧高血压的危害，需要采取特定的控制措施。其他与血压有关的情况可能会影响患者的预后，如眼底异常、血压变异性和中心动脉压升高。关于这些因素已有大量研究，但它们是否会带来独立于血压测量以外的预测价值有待深入考证。更重要的是，这些因素是否能成为特异性的治疗靶点也需要进一步的证据。目前它们主要用于更好地了解高血压的后果，但还不能作为高血压患者选择特异性治疗的标准。

心电图、超声心动图和其他用于高血压患者危险分层的检查见框 3.3。

框 3.3　用于高血压危险分层的指标

　　心电图异常

　　超声心动图异常

　　临床疾病的发展

　　眼底异常

　　主动脉硬化和外周动脉疾病

　　血压变异性

3.6.1　心电图

心电图一直被用于高血压及高血压前期的评估,现如今仍然占有一席之地。除了用于检测心律失常、心肌缺血和其他异常之外,心电图还可用于评估高血压导致的左心室质量(LVM)的变化。

心电图排除左室肥厚(LVH)的特异性高,但筛查左室肥厚的灵敏度不足。在评估左心室肥厚方面,超声心动图和其他影像学检查的灵敏度均高于心电图。尽管如此,心电图上心肌劳损性改变在预测高血压患者的发病和死亡方面独立于超声心动图参数[55,56]。心电图提示左室肥厚逆转轻度高血压[57]和难治性高血压患者[58]预后更佳。此外,最近 PREVER- 预防试验[60]显示,左室质量指数变化可反映对高血压[59]和高血压前期患者的不同治疗效果。

然而,降压治疗的策略和目标仍应以患者的血压水平为依据,并不受心电图异常和其他评估高血压患者危险分层方法的影响。

3.6.2　超声心动图

大量文献表明,高血压和高血压前期患者超声心动图会出现心脏结构和功能异常。左室肥厚是最显著的心脏结构异常,而且主要为向心性肥厚[61]。较高心血管事件风险与非扩张性 / 扩张性向心性肥厚、扩张性偏心性肥厚相关,而与非扩张性偏心性肥厚不相关[62,63]。

左室肥厚主要导致左心室舒张功能减低。超声心动图是评估舒张功能的首选方法。过去用超声心动图 E/A 比值评估舒张功能,现已被多普勒组织成像逐步取代。目前二尖瓣舒张早期峰值速度(E)与瓣环舒张早期峰值速度(E')比值,即 E/E' 比值是评估心脏舒张功能的"金标准"。心脏舒张功能虽然也会因年龄增大而下降,但受血压水平的影响更为显著,这是高血压性心脏病的自然病程(参见第 1 章),会导致射血分数达到某一数值而引发心力衰竭的发生。

一项基于社区的队列研究中,对年龄超过 45 岁、无合并心力衰竭的高血压患者间隔 4 年采用超声心动图检查随访 6 年[64]后发现,与舒张功能正常或趋于正常的患者相比,不同程度舒张功能障碍的患者其心力衰竭发生率更高(图 3.10)。

不管是老年[66]还是非老年人[65],高血压前期患者都会出现超声心动图的结果异常。

有效降压治疗可阻止舒张功能障碍和其他有超声心动图异常的心力衰竭进展,尤其是射血分数达到某一数值而引发的心力衰竭。氯噻酮在预防心力衰竭方面已被证明优于氨氯地平和赖诺普利[67],同时其降压效果也更好。因此,超声心动图异常有利于识别高血压介导的靶器官损害,且有助于验证利尿剂在血压管理上优于其他治疗。

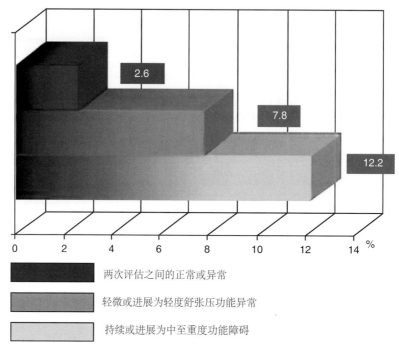

两次评估之间的正常或异常

轻微或进展为轻度舒张压功能异常

持续或进展为中至重度功能障碍

图 3.10 随访 6 年间，两次评估中患者的舒张功能和心衰发生率 [64]。（见彩图）

3.6.3 临床疾病的进展

心血管疾病的进展是高血压显著的风险修正因子，并决定患者的预后。发生脑卒中和冠脉事件等心血管事件的幸存者（见第 1 章和第 4 章）血压会下降，但仍应进一步降低。心血管疾病患者需要其他额外治疗，不在本书讨论范围之内。

3.6.4 眼底病变

眼底病变是高血压患者靶器官损害最传统的证据。在 Keith、Wagener 和 Barker 的经典队列研究 [68] 中，他们根据临床、心电图和视网膜改变将受试者分为Ⅳ级：出现视盘水肿的患者定义为Ⅳ级，存在视网膜出血和渗出的患者定义为Ⅲ级，视网膜轻度（视网膜小动脉轻度变细）和中度改变（明显局部管径狭窄和动静脉狭窄）分别对应为Ⅰ级和Ⅱ级。患者从Ⅰ级到Ⅳ级死亡率逐渐上升（见第 1 章）。在随后的几十年中其他分级标准被搁置，而 Keith、Wagener 和 Barker 的提议成为高血压患者视网膜病变的经典分级——Keith-Wagener（KW）分级（"Barker" 通常不包括在该名称中）。

我们可能是第一个对 KW 分级中Ⅰ级和Ⅱ级评估高血压性视网膜病变严重程

度提出质疑的团队[69]。我们分别调查了收缩压高于或低于 180mmHg 及舒张压高于或低于 105mmHg 两类患者 I 级和 II 级视网膜病变程度的分布情况。相比于 II 级视网膜病变，这两类患者中 I 级视网膜病变更常见（图 3.11）。

　　血脂与冠心病一级预防试验（Lipid Research Clinics Coronary Primary Prevention Trial）研究用来判断 KW 分级是否可用于预测冠心病的发生，结果显示小动脉狭窄者冠心病发病风险较高[70]（图 3.12）。

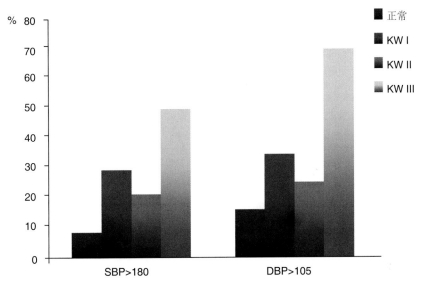

图 3.11　高血压患者眼底检查正常和 Keith-Wagener I ~ III级的比例[69]。（见彩图）

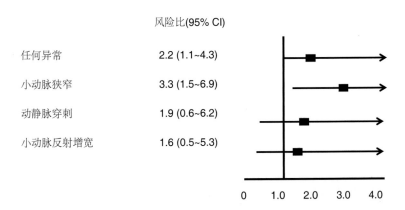

*BP与其他风险因子与心血管疾病的关系

图 3.12　视网膜血管异常与冠心病的关系[70]。

　　我们开发了首个半自动化的视网膜血管管径测量方法[71]:通过显微光密度计。该方法通过亚像素识别评估血管壁的边缘,而不是在视网膜投影上测量血管口径。图 3.13 示范了图像采集过程。

　　以显微光密度计图像为"金标准",我们证实了临床上传统方法对小动脉狭窄的评估效能不佳[72]。一项通过眼底彩色摄影图像处理软件和血管荧光造影技术同步获得眼底图像的研究表明,显微光密度计可测得血管腔直径[73]。管壁厚度或血管收缩的变化可能导致微密度测量法测得的血管直径差异。我们探讨 24 小时动态血压监测与显微光密度计图像采集之间的关系发现,小动脉直径与 24 小时平均血压水平、日间及夜间收缩压水平和舒张压水平呈负相关[74],但与图像采集时血压水平不相关,这说明视网膜血管直径不受图像采集时血压水平的影响。

　　采用新的视网膜血管评估方法可更精确地测量小动脉的管壁和管腔[75]。研究表明,视网膜小动脉重塑包括短期的功能改变和长期的结构改变[76]。

　　视网膜血管是直接识别微血管病变的窗口,可用于探究靶器官损害和高血压的病理生理改变。例如,脂联素与老年患者视网膜小动脉口径呈负相关就提示,它是该年龄层患者微血管损害的标志[77]。

　　Tien Wong 的几项关于视网膜血管改变预测不同人群心血管结局的研究,也支

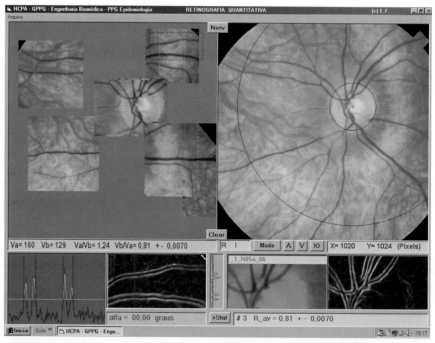

图 3.13　以半自动边缘检测像素强度法为例来确定视网膜血管直径。(Reprinted from Pakter et al.[71], with permission)(见彩图)

持 KW 分级中Ⅰ级和Ⅱ级不能很好地区分高血压所致不同程度视网膜血管损害。Wong 和 Paul Mitchell 提出一种新的高血压视网膜病变分级方法,对 KW 分级中的Ⅰ级和Ⅱ级进行合并 [78]。KW 分级与靶器官损害相关性的研究发现,各分级之间并无明显差异,这一结果更倾向于 Wong-Mitchell 分级,因为其更具临床简易性 [79]。

关于眼底改变病理生理和预后的研究可能有助于理解高血压的发病机制,并提高心血管事件预测的评分。尽管有以上发现,但视网膜血管检查并不是高血压的常规,对于严重高血压患者必须进行眼底检查以排除视乳头水肿。

3.6.5　主动脉硬化和外周动脉疾病

主动脉硬化可能与收缩压水平升高互为因果关系。第 1 章讨论了大动脉生物学功能异常的出现可能先于血压升高,实际上,有更多证据支持"主动脉硬化是慢性血压升高的主要结果"。

长期未控制的高血压逐渐导致大动脉特别是主动脉的血管弹性丧失。主动脉硬化的进展在临床上很容易识别,这促使老年患者收缩压比舒张压升高得更多,并导致脉压差的增大。脉搏波传导速度(PWV)和中心血压测量都是用于评估主动脉和大动脉僵硬度的方法,中心动脉压测量还提供了主动脉对脉搏波反射的评估——称之为反射波增强指数(AI)。有许多报告描述了 PWV 评估的主动脉僵硬度与靶器官损害及心血管结局之间存在关联 [80],这与通过中心动脉压评估的关联性并不一致 [81]。

踝臂指数(ABI)可用于外周动脉疾病的评估,它是踝部血压与上臂血压之间的比值(由多普勒超声测量)。ABI 比值低时表示动脉粥样硬化的存在,即使在无症状的患者中也有预测价值 [82]。

尚不清楚通过测量主动脉僵硬度或明确外周动脉疾病方法是否比测量上臂血压对危险分层更有价值。如果能证明通过测量主动脉僵硬或外周动脉疾病进行的危险分层有益于高血压的治疗,则说明测量血管功能具有实用性。ASCOT-CAFE 研究 [83] 提示,相比以阿替洛尔为基础的治疗方案,氨氯地平为基础的治疗方案在降低中心动脉压方面优于外周肱动脉血压。但阿替洛尔是一种效果较差的 β 受体阻滞剂(见第 4 章),与阿替洛尔相比,氨氯地平可能不仅对于中心动脉压降低更多,而且对 24 小时动态血压平均血压水平和夜间血压水平都有更大的降低。

3.7　血压变异性

除了血压升高的生物力学影响以外,血压随时间变化(血压变异性)也可能导致额外的血管损害。实验研究已经证明,瞬时血压变异与内皮功能障碍、动脉粥样硬化相关 [84]。有创动脉内逐拍血压变异测量技术壁垒限制了人类的研究,而动态血压监测为评估 24 小时血压变异性提供机会。动态血压监测已经转化为几种评估血压变异性的方法：血压变异时率（收缩压随时间推移的一阶导数）；24 小时收缩压的标准差（SD）；24 小时收缩压变异系数；频谱分析；谷峰比值；血压平滑指数；随诊间血压变异（某些情况下间隔数月）；短时血压变异（来自 24 小时动态血压监测）；以及日间血压变异（来自 7 天的家庭血压监测）等等。根据时间长短分为短程、中程和长程血压变异性指数。欧洲高血压学会还发布了一项测量血压变异性的声明[81]。

许多研究都探索了血压变异性与靶器官损害之间的关系。例如，我们证实高血压患者的血压变异时率与 ABI 之间存在独立相关性，但是控制 / 未控制的高血压患者[86] 和合并糖尿病的高血压患者[87]，其血压变异性与超声心动图参数没有关联。

许多研究调查了血压变异性与心血管结局之间的关系。总体而言，这些研究表明血压变异性可能也会反映患者的预后信息。一项专门研究随诊间血压变异的荟萃分析发现，其与全因死亡（图 3.14）、心血管死亡和脑卒中相关[88]。随诊间的血压变异也与认知功能下降有关，独立于血压水平之外[89]。

血压变异性与心血管结局的关联性显然独立于高血压或血压水平之外。但 24 小时收缩压的标准差和变异系数本质上取决于平均血压，特别是血压达标但没有持续控制的研究中，不能排除残余混杂因素可能性。高血压患者的不同血压水平、高血压前期的风险可能仍然是血压变异性与心血管结局之间潜在混杂因素。坚持治疗可能影响血压变异性，特别是随诊间变异指数[90]。

许多研究的二次分析比较了不同类型降压药物对血压变异性的影响。其结果改变取决于评估血压变异性方法，但长效钙阻滞剂和利尿剂在降低血压变异性方面表现更优[91-93]，这与其良好降压效果和预防心血管结局方面是一致的。

总之，在预测高血压患者预后方面，血压变异性是否能独立于血压水平之外还不

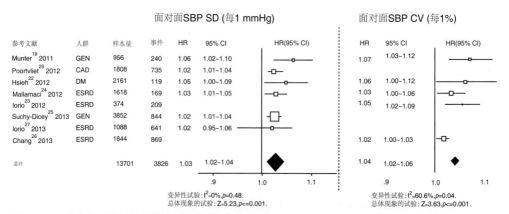

图 3.14　两种血压变异性测量与全因死亡率的关系。(Reprinted from Tai et al. [88], with permission)

清楚,并且没有证据表明它应该成为治疗的重点。

3.8　难治性高血压

　　患者接受包括利尿剂在内的三种降压药物（必须是不同机制的降压药物——译者注）治疗后血压未控制,或需要四种降压药物才能控制,称之为难治性高血压[94]。许多难治性高血压是由于治疗依从性差或白大衣效应造成的,继发性高血压也会导致难治性高血压。

　　患者服用至少三种降压药物血压仍未控制者可认为是难治性高血压,但没有排除治疗依从性差和白大衣性高血压的影响；真正难治性高血压则是排除了治疗依从性差和白大衣高血压之后。

　　2005—2008 年美国国家健康和营养调查研究（NHANES）显示,难治性高血压的患病率为 28%[95],而真正难治性高血压的患病率却低于这一比例。我们在门诊排除继发性高血压、治疗依从性差和白大衣高血压后,于患者第二次随诊确认为难治性高血压的结果发现,年龄小于 65 岁患者中真正难治性高血压的患病率仅为 3%[96]（见图 3.15）。由于我们排除了老年患者,真正难治性高血压的患病率可能要更高一些。中国高血压最佳治疗试验研究显示,54 590 名中国高血压患者接受治疗后,难治性高血压的患病率仅为 1.9%[97],但并未将继发性高血压划分为难治性高血压。西班牙一

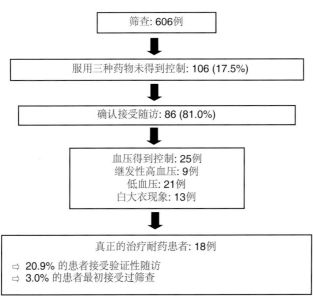

图 3.15　非老年高血压患者中真正难治性高血压的患病率 [96]。

项研究显示，超过 60 000 名受试者按诊室血压水平诊断为难治性高血压比例为 12.2%[98]，但经动态血压监测其比例变为 7.6%，其中约 1/3 患者为白大衣高血压，而且该研究并未排除治疗依从性差的情况，因此真正难治性高血压患病率更低。

抗高血压和降脂预防心肌梗死试验（ALLHAT）[99]、盎格鲁 - 斯堪的那维亚心脏终点试验（ASCOT）[100] 以及联合治疗方案预防高血压患者心血管事件试验（AC-COMPLISH）[101] 等研究中，难治性高血压的患病率均高于诊室估计值。因为上述研究的质量较好，不太可能存在治疗依从性差等情况。然而由于患者年龄较大，初始即具有治疗抵抗倾向。此外，这些研究中很大一部分受试者没有使用利尿剂。

美国凯撒健康计划 [102] 纳入 205 750 名高血压患者的队列，排除了由于依从性差（其定义为电子控制药物填充率低于 80% 的患者）导致的假性难治性高血压，仅 1.9% 的患者在 1.5 年中位随访期内出现难治性高血压。与其他难治性高血压相比，真正难治性高血压患者中位随访期 3.8 年期间发生主要心血管事件或慢性肾脏病的风险增加约 50%（HR 1.47，95% CI 1.33~1.62）。

难治性高血压发生心血管事件和肾脏事件的风险更高。在 ALLHAT 研究中，难治性高血压心血管疾病风险比为 1.46（95% CI 1.29~1.64），终末期肾病风险比为 1.95（1.11~3.41）[103]，但试验中难治性高血压患者未使用利尿剂。值得注意的是，假性和真性难治性高血压风险是相似的，这说明血压升高本身会给患者带来风险，不论患者是否治疗依从性差还是治疗抵抗。

第 4 章将讨论难治性高血压的治疗，包括对治疗依从性差的管理。

3.9　继发性高血压

寻找高血压的原因一直是个医学困扰。内科医师和研究者付出了很多努力去筛查继发性高血压。虽然无数患者接受筛查，但很少有患者通过根治原因而控制住血压。除继发性高血压发生率低之外，其主要原因——慢性肾脏病——除采取控制血压和糖尿病之外没有其他有效治疗方法，手术或血管内介入治疗肾血管疾病的效果也差强人意。原发性醛固酮增多症发病率相对较高，可采用特异性治疗方法（螺内酯或外科手术等——译者注）。框 3.4 显示继发性高血压的最常见原因。

在其他临床条件下，如库欣综合征与糖皮质激素和盐皮质激素受体相关其他综合征、先天性肾上腺皮质增生、甲状腺功能低下 / 甲状腺功能亢进及维生素 D 缺乏等，高血压更为常见。这些疾病要以处理原发病为主。

框 3.4　继发性高血压的常见原因

　　肾实质性高血压

　　原发性醛固酮增多症

　　肾血管疾病

　　嗜铬细胞瘤

　　主动脉缩窄

　　阻塞性睡眠呼吸暂停低通气综合征

　　使用避孕药

　　有关继发性高血压患病率的研究主要集中在高血压专科诊所,这些并不代表整个人群。通常报道 5%~10% 的估计值,但是当代的研究较少[104, 105]。年轻患者的患病率可能更高[106]。由肾实质疾病引起的继发性高血压最为常见,但有证据表明原发性醛固酮增多症的患病率可能高于此前的估计。使用醛固酮 / 肾素的比值(ARR)进行筛查可提高检出率,原发性醛固酮增多症在初级保健研究中估计为 4.3%[107]。

　　尽管发病率相对较低,和不可修改的血压控制(如慢性肾脏病),寻找继发性高血压的原因仍然不容忽视。表 3.3 列出可怀疑为继发性高血压的临床症状,应进一步检查以确认是否存在。对治疗的耐受性这种临床状况是最常提示应调查是否为继发性高血压的因素。

　　表 3.4 列出了诊断继发性高血压的初步检查方法。

　　阻塞性睡眠呼吸暂停(OSA)和使用避孕药在高血压发病机制中的作用见第 2 章。肾实质性疾病的详细内容不在本书的讨论范围。肾血管性高血压的介入治疗结

表 3.3　继发性高血压诊断的临床线索

临床线索	主要原因
无家族史,难治性	任何原因
血肌酐升高,明显蛋白尿、血尿	肾实质性疾病
55 岁以后发生高血压、腹水、急性肺水肿,使用 RAS 抑制剂出现肾功能损害	肾血管疾病
未使用利尿剂出现中度低钾血症,使用利尿剂出现重度低钾血症	原发性醛固酮增多症
打鼾,白天嗜睡,肥胖	阻塞性睡眠呼吸暂停
股动脉脉搏减弱,胸部 X 线异常,四肢血压差值减小	主动脉缩窄
阵发性血压波动,伴有面部潮红、出汗和心悸	嗜铬细胞瘤

果不尽如人意（见第 4 章）[108]，但仍应做出诊断。

在高血压的临床管理中，筛查原发性醛固酮增多症是一项更具挑战性的工作。目前指南推荐使用醛固酮/肾素比值进行初筛试验，然后通过口服或静脉盐负荷试验进行确证。肾上腺静脉取血通常可以诊断单侧或双侧肾上腺是否优势分泌[109]。在肾上腺计算机断层扫描（CT）中，年轻高血压伴自发性低血钾，有显著的醛固酮分泌和单侧肾上腺腺瘤，不用肾上腺静脉取血可直接进行单侧肾上腺切除术治疗。

一项以结果为基础的随机诊断临床试验，通过肾上腺 CT 或肾上腺静脉取血，评估 1 年后血压的控制情况和降压药物的使用数量[110]。治疗组与对照组在降压幅度和其他结局无差异，建议治疗决策要基于影像学检查。

表 3.4　继发性高血压的相关病因诊断

诊断	检查
慢性肾脏病	血肌酐，估算肾小球滤过率，尿液分析
肾血管疾病	肾动脉多普勒超声，肾血管 CT 或磁共振血管造影
原发性醛固酮增多症	醛固酮/肾素比值（见正文）
嗜铬细胞瘤	血浆甲氧基肾上腺素
主动脉缩窄	多普勒超声心动图，其次是磁共振成像或 CT

CT，计算机断层扫描

高血压患者诊断和评估的要点

1. 测量日常血压——估计血压负荷是血压测量的主要目标。

2. 与听诊法相比，示波法血压测量误差更小，且可记录无人监测下的血压水平，应该优先应用。

3. 动态血压监测是评估日常血压的"金标准"。

4. 家庭血压监测是另一种有效评估日常血压的方法。

5. 自动诊室血压（AOBP）测量可以避免白大衣效应，应成为诊室血压测量的首选。

6. 自动化诊室血压、家庭自测血压和日间动态血压监测所得血压值 ≥ 120/80 mmHg 时可诊断高血压，同时该阈值也应成为预防和治疗的目标。

7. 对异常的血压水平进行分类是没有必要的，并可能具有误导性。

8. 无并发症的高血压可能并无相关症状，其诊断应依靠准确的血压测量进行有效筛查。

9. 临床疾病进展对高血压患者的危险分层影响显著，且对预后起主导作用。

10. 通过心电图、超声心动图、眼底检查以及主动脉僵硬度、外周动脉疾病和血压变异性的评估，可进一步指导高血压患者危险分层，但这并不影响其治疗决策，临床决策仍然依赖于外周肱动脉血压测量。

11. 使用至少三种降压药物而未控制称之为难治性高血压，但其诊断应排除治疗依从性差和白大衣效应。

12. 与非难治性高血压相比，真正难治性高血压患者发生心血管事件的风险增加 50%。

13. 继发性高血压的可改变因素少见，但不容忽视。

14. 不建议过度筛查继发性高血压的病因，但真正难治性高血压需要重点寻找继发性高血压的原因。

参考文献

1. Riva-Rocci S. Un nuovo sfigmomanometro. Gazz Medi Torino. 1896;50:981–96.
2. Korotkov NS. To the question of methods of determining the blood pressure. Rep Imp Mil Acad. 1905;11:365–7.
3. O'Brien E, Atkins N, Stergiou G, Karpettas N, Parati G, Asmar R, et al. European Society of Hypertension international protocol revision 2010 for the validation of blood pressure measuring devices in adults. Blood Press Monit. 2010;15:23–38.
4. British Hypertension Society. BP monitors. http://bhsoc.org/bp-monitors/bp-monitors/. Accessed Sept 2016.
5. American National Standard. Non-invasive sphygmomanometers—part 2: clinical validation of automated measurement type. ANSI/AAMI/ISO 81060-2:2009. Arlington: Association for the Advancement of Medical Instrumentation, AAMI; 2009.
6. Kallioinen N, Hill A, Horswill MS, Ward HE, Watson MO. Sources of inaccuracy in the measurement of adult patients' resting blood pressure in clinical settings: a systematic review. J Hypertens. 2017;35(3):421–41.
7. Williams B. Time to abandon clinic blood pressure for the diagnosis of hypertension? Circulation. 2016;134:1808–11.
8. Smirk FH. Casual and basal pressures: IV—their relationship to the supplemental pressure with a note on statistical considerations. Br Heart J. 1944;6:176–82.
9. MacMahon S, Peto R, Cutler J, Collins R, Sorlie P, Neaton J, et al. Blood pressure, stroke, and coronary heart disease. Part 1. Prolonged differences in blood pressure: prospective observational studies corrected for the regression dilution bias. Lancet. 1990;335:765–74.
10. Prospective Studies Collaboration. Age-specific relevance of usual blood pressure to vascular mortality: a meta-analysis of individual data for one million adults in 61 prospective studies. Lancet. 2002;360:1903–13.
11. Fuchs FD, Lubianca JF, Moraes RS, Moreira L, Rosito GA, Moreira WD, et al. The behavior of blood pressure during repeated measurements in a cohort of patients evaluated for hypertension. High Blood Press. 1995;4:28–33.
12. Sega R, Facchetti R, Bombelli M, Cesana G, Corrao G, Grassi G, et al. Prognostic value of ambulatory and home blood pressures compared with office blood pressure in the general population. Circulation. 2005;111:1777–83.

13. Salles GF, Reboldi G, Fagard RH, Cardoso CR, Pierdomenico SD, Verdecchia P, et al. Prognostic effect of the nocturnal blood pressure fall in hypertensive patients: the Ambulatory Blood Pressure Collaboration in Patients with Hypertension (ABC-H) meta-analysis. Hypertension. 2016;67:693–700.

14. Niiranen TJ, Mäki J, Puukka P, Karanko H, Jula AM. Office, home, and ambulatory blood pressures as predictors of cardiovascular risk. Hypertension. 2014;64:2816.

15. Cardoso CR, Salles GF. Prognostic importance of ambulatory blood pressure monitoring in resistant hypertension: is it all that matters. Curr Hypertens Rep. 2016;18(12):85.

16. Shimada K, Kario K, Kushiro T, Teramukai S, Zenimura N, Ishikawa Y, et al. Prognostic significance of on-treatment home and clinic blood pressure for predicting cardiovascular events in hypertensive patients in the HONEST study. J Hypertens. 2016;34(8):1520–7.

17. Lindroos AS, Johansson JK, Puukka PJ, Kantola I, Salomaa V, Juhanoja EP, et al. The association between home vs. ambulatory night-time blood pressure and end-organ damage in the general population. J Hypertens. 2016;34(9):1730–7.

18. Andreadis EA, Agaliotis G, Kollias A, Kolyvas G, Achimastos A, Stergiou GS. Night-time home versus ambulatory blood pressure in determining target organ damage. J Hypertens. 2016;34:438–44.

19. Almeida AE, Stein R, Gus M, Nascimento JA, Arévalo JR, Fuchs FD, Ribeiro JP. Improved diagnostic accuracy of a 3-day protocol of home blood pressure monitoring for the diagnosis of arterial hypertension. Blood Press Monit. 2013;18:119–26.

20. Myers MG. A short history of automated office blood pressure—15 years to SPRINT. J Clin Hypertens (Greenwich). 2016;18:721–4.

21. Myers MG, Kaczorowski J, Dolovich L, Tu K, Paterson JM. Cardiovascular risk in hypertension in relation to achieved blood pressure using automated office blood pressure measurement. Hypertension. 2016;68:866–72.

22. SPRINT Research Group, Wright JT Jr, Williamson JD, Whelton PK, Snyder JK, Sink KM, Rocco MV, et al. A randomized trial of intensive versus standard blood-pressure control. N Engl J Med. 2015;373:2103–16.

23. Kjeldsen SE, Lund-Johansen P, Nilsson PM, Mancia G. Unattended blood pressure measurements in the Systolic Blood Pressure Intervention trial: implications for entry and achieved blood pressure values compared with other trials. Hypertension. 2016;67:808–12.

24. Filipovsky J, Seidlerova J, Kratochvil Z, Karnosova P, Hronova M, Mayer O Jr. Automated compared to manual office blood pressure and to home blood pressure in hypertensive patients. Blood Press. 2016;25:228–34.

25. Veterans Administration Cooperative Study Group on Antihypertensive Agents. Effects of treatment on morbidity in hypertension. Results in patients with diastolic blood pressures averaging 115 through 129 mmHg. JAMA. 1967;202(11):1028–34.

26. Flack JM. Method of blood pressure measurement, interpretation of SPRINT, and the Atlantic divide. Curr Hypertens Rep. 2017;19(3):19.

27. Leung AA, Nerenberg K, Daskalopoulou SS, McBrien K, Zarnke KB, Dasgupta K, et al. Hypertension Canada's 2016 Canadian Hypertension Education Program guidelines for blood pressure measurement, diagnosis, assessment of risk, prevention, and treatment of hypertension. Can J Cardiol. 2016;32:569–88.

28. Mancia G, Facchetti R, Bombelli M, Grassi G, Sega R. Long-term risk of mortality associated with selective and combined elevation in office, home, and ambulatory blood pressure. Hypertension. 2006;47:846–53.

29. Mancia G, Bombelli M, Brambilla G, Facchetti R, Sega R, Toso E, et al. Long-term prognostic value of white coat hypertension: an insight from diagnostic use of both ambulatory and home blood pressure measurements. Hypertension. 2013;62(1):168–74.

30. Franklin SS, Thijs L, Asayama K, Li Y, Hansen TW, Boggia J, et al. The cardiovascular risk of white-coat hypertension. J Am Coll Cardiol. 2016;68(19):2033–204.

31. Huang Y, Huang W, Mai W, Cai X, An D, Liu Z, et al. White-coat hypertension is a risk factor for cardiovascular diseases and total mortality. J Hypertens. 2017;35(4):677–88.

32. Myers MG. Statistical analysis as a cause of white-coat hypertension. J Hypertens. 2017;35:707–9.

33. Parati G, Stergiou G, O'Brien E, Asmar R, Beilin L, Bilo G, et al. European Society of Hypertension practice guidelines for ambulatory blood pressure monitoring. J Hypertens. 2014;32:1359–66.

34. Wang YC, Shimbo D, Muntner P, Moran AE, Krakoff LR, Schwartz JE. Prevalence of masked hypertension among US adults with nonelevated clinic blood pressure. Am J Epidemiol. 2017;185(3):194–202.

35. Parati G, Stergiou GS, Asmar R, Bilo G, de Leeuw P, Imai Y, et al. European Society of Hypertension practice guidelines for home blood pressure monitoring. J Hum Hypertens. 2010;24(12):779–85.

36. Myers MG, Valdivieso M, Kiss A. Use of automated office blood pressure measurement to reduce the white coat response. J Hypertens. 2009;27(2):280–6.

37. Andreadis EA, Angelopoulos ET, Tsakanikas AP, Agaliotis GD, Kravvariti SD, Mousoulis GP. Automated office versus home measurement of blood pressure in the assessment of morning hypertension. Blood Press Monit. 2012;17(1):24–34.

38. Whelton PK, Carey RM, Aronow WS, Casey DE Jr, Collins KJ, Dennison Himmelfarb C, DePalma SM, et al. 2017 ACC/AHA/AAPA/ABC/ACPM/AGS/APhA/ASH/ASPC/NMA/PCNA guideline for the prevention, detection, evaluation, and management of high blood pressure in adults: a report of the American College of Cardiology/American Heart Association Task Force on Clinical Practice Guidelines. Hypertension. 2017; Nov 13 [Epub ahead of print].

39. Atkins D, Barton M. The periodic health examination, Chap. 15. In: Goldman L, Schafer AI, editors. Goldman's Cecil medicine. 25th ed. Philadelphia: Elsevier Saunders; 2016.

40. Gus M, Fuchs FD, Pimentel M, Rosa D, Melo AG, Moreira LB. Behavior of ambulatory blood pressure surrounding episodes of headache in mildly hypertensive patients. Arch Intern Med. 2001;161:252–5.

41. Wiehe M, Fuchs SC, Moreira LB, Moraes RS, Fuchs FD. Migraine is more frequent in individuals with optimal and normal blood pressure: a population-based study. J Hypertens. 2002;20:1303–6.

42. Tzourio C, Gagniere B, El Amrani M, Alpérovitch A, Bousser MG. Relationship between migraine, blood pressure and carotid thickness. A population-based study in the elderly. Cephalalgia. 2003;23:914–20.

43. Tronvik E, Zwart JA, Hagen K, Dyb G, Holmen TL, Stovner LJ. Association between blood pressure measures and recurrent headache in adolescents: cross-sectional data from the HUNT-Youth study. J Headache Pain. 2011;12(3):347–53.

44. Fagernæs CF, Heuch I, Zwart JA, Winsvold BS, Linde M, Hagen K. Blood pressure as a risk factor for headache and migraine: a prospective population-based study. Eur J Neurol. 2015;22(1):156–62.

45. Gardener H, Monteith T, Rundek T, Wright CB, Elkind MS, Sacco RL. Hypertension and migraine in the Northern Manhattan Study. Ethn Dis. 2016;26(3):323–30.

46. Fuchs FD, Gus M, Moreira LB, Moreira WD, Gonçalves SC, Nunes G. Headache is not more frequent among patients with moderate to severe hypertension. J Hum Hypertens. 2003;17:787–90.

47. Hagen K, Stovner JL, Vatten L, Holmen J, Zwart J-A, Bovim G. Blood pressure and risk of headache: a prospective study of 22 685 adults in Norway. J Neurol Neurosurg Psychiatry. 2002;72:463–6.

48. Law M, Morris JK, Jordan R, Wald N. Headaches and the treatment of blood pressure results from a meta-analysis of 94 randomized placebo-controlled trials with 24 000 participants. Circulation. 2005;112(15):2301–6.

49. Lubianca-Neto JF, Bredemeier M, Carvalhal EF, Arruda CA, Estrella E, Pletsch A, et al. A study of the association between epistaxis and the severity of hypertension. Am J Rhinol. 1998;12:269–72.

50. Lubianca Neto JF, Fuchs FD, Facco SR, Gus M, Fasolo L, Mafessoni R, et al. Is epistaxis evidence of end-organ damage in patients with hypertension? Laryngoscope. 1999;109:1111–5.

51. Fuchs FD, Moreira LB, Pires CP, Torres FS, Furtado MV, Moraes RS, et al. Absence of association between hypertension and epistaxis: a population-based study. Blood Press. 2003;12:145–8.

52. Trevisol DJ, Moreira LB, Kerkhoff A, Fuchs SC, Fuchs FD. Health-related quality of life and hypertension: a systematic review and meta-analysis of observational studies. J Hypertens. 2011;29:179–88.

53. Trevisol DJ, Moreira LB, Fuchs FD, Fuchs SC. Health-related quality of life is worse in individuals with hypertension under drug treatment: results of population-based study. J Hum Hypertens. 2012;26:374–80.

54. Kerkhoff AC, Moreira LB, Fuchs FD, Fuchs SC. Association between hypertension and musculoskeletal complaints: a population-based study. J Hypertens. 2012;30:2112–7.

55. Okin PM, Devereux RB, Nieminen MS, Jern S, Oikarinen L, Viitasalo M, et al. Electrocardiographic strain pattern and prediction of new-onset congestive heart failure in hypertensive patients: the Losartan Interventionfor Endpoint Reduction in Hypertension (LIFE) study. Circulation. 2006;113:67–73.

56. Okin PM, Devereux RB, Nieminen MS, Jern S, Oikarinen L, Viitasalo M, et al. Electrocardiographic strain pattern and prediction of cardiovascular morbidity and mortality in hypertensive patients. Hypertension. 2004;44:48–54.

57. Okin PM, Devereux RB, Jern S, Kjeldsen SE, Julius S, Nieminen MS, et al. Regression of electrocardiographic left ventricular hypertrophy during antihypertensive treatment and the prediction of major cardiovascular events. JAMA. 2004;292:2343–9.

58. Salles GF, Cardoso CR, Fiszman R, Muxfeldt ES. Prognostic significance of baseline and serial changes in electrocardiographic strain pattern in resistant hypertension. J Hypertens. 2010;28(8):1715–23.

59. Liebson PR, Grandits GA, Dianzumba S, Prineas RJ, Grimm RH Jr, Neaton JD, et al. Comparison of five antihypertensive monotherapies and placebo for change in left ventricular mass in patients receiving nutritional–hygienic therapy in the Treatment of Mild Hypertension Study (TOMHS). Circulation. 1995;91:698–706.

60. Fuchs SC, Poli-de-Figueiredo Carlos E, Figueiredo-Neto JA, Scala LC, Whelton PK, Mosele F, et al. Effectiveness of chlorthalidone plus amiloride for the prevention of hypertension: the PREVER-Prevention randomized clinical trial. J Am Heart Assoc. 2016;5:e004248.

61. Bang CN, Gerdts E, Aurigemma GP, Boman K, Dahlöf B, Roman MJ, et al. Systolic left ventricular function according to left ventricular concentricity and dilatation in hypertensive patients: the Losartan Intervention for Endpoint Reduction in Hypertension study. J Hypertens. 2013;31:2060–8.

62. Bang CN, Gerdts E, Aurigemma GP, Boman K, de Simone G, Dahlöf B, et al. Four-group classification of left ventricular hypertrophy based on ventricular concentricity and dilatation identifies a low-risk subset of eccentric hypertrophy in hypertensive patients. Circ Cardiovasc Imaging. 2014;7(3):422–9.

63. de Simone G, Izzo R, Aurigemma GP, De Marco M, Rozza F, Trimarco V, et al. Cardiovascular risk in relation to a new classification of hypertensive left ventricular geometric abnormalities. J Hypertens. 2015;33(4):745–54.

64. Kane GC, Karon BL, Mahoney DW, Redfield MM, Roger VL, Burnett JC Jr, et al. Progression of left ventricular diastolic dysfunction and the risk of heart failure. JAMA. 2011;306(8):856–63.

65. Shimbo D, Newman JD, Schwartz JE. Masked hypertension and prehypertension: diagnostic overlap and interrelationships with left ventricular mass: the Masked Hypertension Study. Am J Hypertens. 2012;25:664–71.

66. Santos AB, Gupta DK, Bello NA, Gori M, Claggett B, Fuchs FD, et al. Prehypertension is associated with abnormalities of cardiac structure and function in the Atherosclerosis Risk in Communities study. Am J Hypertens. 2016;29(5):568–74.

67. Davis BR, Kostis JB, Simpson LM, Black HR, Cushman WC, Einhorn PT, et al. Heart failure with preserved and reduced left ventricular ejection fraction in the Antihypertensive and Lipid-Lowering Treatment to Prevent Heart Attack Trial. Circulation. 2008;118(22):2259–67.

68. Keith NM, Wagener HP, Barker NW. Some different types of essential hypertension: their course and prognosis. Am J Sci. 1939;197:332–43.

69. Fuchs FD, Maestri MK, Bredemeier M, Cardozo SE, Moreira FC, Wainstein MV, et al. Study of the usefulness of optic fundi examination of patients with hypertension in a clinical setting. J Hum Hypertens. 1995;9:547–51.

70. Duncan BB, Wong TY, Tyroler HA, Davis CE, Fuchs FD. Hypertensive retinopathy and incident coronary heart disease in high risk men. Br J Ophthalmol. 2002;86:1002–6.

71. Pakter HM, Ferlin E, Fuchs SC, Maestri MK, Moraes RS, Nunes G, et al. Measuring arteriolar-to-venous ratio in retinal photography of patients with hypertension: development and application of a new semi-automated method. Am J Hypertens. 2005;18:417–21.

72. Maestri MM, Fuchs SC, Ferlin E, Pakter HM, Nunes G, Moraes RS, et al. Detection of arteriolar narrowing in fundoscopic examination: evidence of a low performance of direct ophthalmoscopy in comparison with a microdensitometric method. Am J Hypertens. 2007;20:501–5.

73. Pakter HM, Fuchs SC, Maestri MK, Moreira LB, Dei Ricardi LM, Pamplona VF, et al. Computer-assisted methods to evaluate retinal vascular caliber: what are they measuring? Invest Ophthalmol Vis Sci. 2011;52:810–5.

74. Fuchs SC, Pakter HM, Maestri MK, Beltrami-Moreira M, Gus M, Moreira LB, et al. Are retinal vessels calibers influenced by blood pressure measured at the time of retinography acquisition? PLoS One. 2015;10:e0136678.

75. Koch E, Rosenbaum D, Brolly A, Sahel J-A, Chaumet-Riffaud P, Girerd X, et al. Morphometric analysis of small arteries in the human retina using adaptive optics imaging: relationship with blood pressure and focal vascular changes. J Hypertens. 2014;32:890–8.

76. Rosenbaum D, Mattina A, Koch E, Rossant F, Gallo A, Kachenoura N. Effects of age, blood pressure and antihypertensive treatments on retinal arterioles remodeling assessed by adaptive optics. J Hypertens. 2016;34:1115–22.

77. Beltrami-Moreira M, Qi L, Maestri MK, Fuchs FD, Pakter HM, Moreira LB, et al. Association between plasma adiponectin and arteriolar vessel caliber among elderly hypertensive subjects. J Am Soc Hypertens. 2015;9:620–7.

78. Wong TY, Mitchell P. Hypertensive retinopathy. N Engl J Med. 2004;351:2310–7.

79. Aissopou EK, Papathanassiou M, Nasothimiou EG, Konstantonis GD, Tentolouris N, Theodossiadis PG, et al. The Keith–Wagener–Barker and Mitchell–Wong grading systems for hypertensive retinopathy: association with target organ damage in individuals below 55 years. J Hypertens. 2015;33:2303–9.

80. Palatini P, Casiglia E, Gąsowski J, Głuszek J, Jankowski P, Narkiewicz K, et al. Arterial stiffness, central hemodynamics, and cardiovascular risk in hypertension. Vasc Health Risk Manag. 2011;7:725–39.

81. Stergiou GS, Parati G, Vlachopoulos C, Achimastos A, Andreadis E, Asmar R, et al. Methodology and technology for peripheral and central blood pressure and blood pressure variability measurement: current status and future directions: position statement of the European Society of Hypertension Working Group on Blood Pressure Monitoring and Cardiovascular Variability. J Hypertens. 2016;34(9):1665–77.

82. Hajibandeh S, Hajibandeh S, Shah S, Child E, Antoniou GA, Torella F. Prognostic significance of ankle brachial pressure index: a systematic review and meta-analysis. Vascular. 2017;25(2):208–24.

83. Williams B, Lacy PS, Thom SM, Cruickshank K, Stanton A, Collier D, et al., CAFE Investigators, Anglo-Scandinavian Cardiac Outcomes Trial Investigators, CAFE Steering Committee and Writing Committee. Differential impact of blood pressure-lowering drugs on central aortic pressure and clinical outcomes: principal results of the Conduit Artery Function Evaluation (CAFE) study. Circulation. 2006;113:1213–25.

84. Sasaki S, Yoneda Y, Fujita H, Uchida A, Takenaka K, Takesako T, et al. Association of blood pressure variability with induction of atherosclerosis in cholesterol-fed rats. Am J Hypertens. 1994;7:45–59.

85. Wittke E, Fuchs SC, Fuchs FD, Moreira LB, Ferlin E, Cichelero FT, et al. Association between different measurements of blood pressure variability by ABP monitoring and ankle–brachial index. BMC Cardiovasc Disord. 2010;10:55.

86. Wittke EI, Fuchs SC, Moreira LB, Foppa M, Fuchs FD, Gus M. Blood pressure variability in controlled and uncontrolled blood pressure and its association with left ventricular hypertrophy and diastolic function. J Hum Hypertens. 2016;30:483–7.

87. Massierer D, Leiria LF, Severo MD, PDS L, Becker AD, Aguiar FM, et al. Blood pressure variability and its association with echocardiographic parameters in hypertensive diabetic patients. BMC Cardiovasc Disord. 2016;16:4.

88. Tai C, Sun Y, Dai N, Xu D, Chen W, Wang J, et al. Prognostic significance of visit-to-visit systolic blood pressure variability: a meta-analysis of 77,299 patients. J Clin Hypertens (Greenwich). 2015;17:107–15.

89. Ogliari G, Smit RA, Westendorp RG, Jukema JW, de Craen AJ, Sabayan B. Visit-to-visit blood pressure variability and future functional decline in old age. J Hypertens. 2016;34(8):1544–50.

90. Kronish IM, Lynch AI, Oparil S, Whittle J, Davis BR, Simpson LM, et al. The association between antihypertensive medication nonadherence and visit-to-visit variability of blood pressure findings from the Antihypertensive and Lipid-Lowering Treatment to Prevent Heart Attack Trial. Hypertension. 2016;68(1):39–45.

91. Webb AJ, Fischer U, Mehta Z, Rothwell PM. Effects of antihypertensive-drug class on inter-individual variation in blood pressure and risk of stroke: a systematic review and meta-analysis. Lancet. 2010;375:906–15.

92. Zhang Y, Agnoletti D, Safar ME, Blacher J. Effect of antihypertensive agents on blood pressure variability: the Natrilix SR Versus Candesartan and Amlodipine in the Reduction of Systolic Blood Pressure in Hypertensive Patients (X-CELLENT) study. Hypertension. 2011;58:155–60.

93. Levi-Marpillat N, Macquin-Mavier I, Tropeano AI, Parati G, Maison P. Antihypertensive drug classes have different effects on short-term blood pressure variability in essential hypertension. Hypertens Res. 2014;37:585–90.

94. Calhoun DA, Jones D, Textor S, Goff DC, Murphy TP, Toto RD, et al. Resistant hypertension: diagnosis, evaluation, and treatment: a scientific statement from the American Heart Association Professional Education Committee of the Council for High Blood Pressure Research. Hypertension. 2008;51(6):1403–19.

95. Egan BM, Zhao Y, Axon RN, Brzezinski WA, Ferdinand KC. Uncontrolled and apparent treatment resistant hypertension in the United States, 1988 to 2008. Circulation. 2011;124:1046–58.

96. Massierer D, Oliveira AC, Steinhorst AM, Gus M, Ascoli AM, Gonçalves SC, et al. Prevalence of resistant hypertension in non-elderly adults: prospective study in a clinical setting. Arq Bras Cardiol. 2012;99(1):630–5.

97. Ma W, Zhang Y, HOT-CHINA Working Group. Low rate of resistant hypertension in Chinese patients with hypertension: an analysis of the HOT-CHINA study. J Hypertens. 2013;31(12):2386–90.

98. de la Sierra A, Segura J, Banegas JR, Gorostidi M, de la Cruz JJ, Armario P, et al. Clinical features of 8295 patients with resistant hypertension classified on the basis of ambulatory blood pressure monitoring. Hypertension. 2011;57(5):898–902.

99. Cushman WC, Ford CE, Cutler JA, Margolis KL, Davis BR, Grimm RH, et al., for the ALLHAT Collaborative Research Group. Success and predictors of blood pressure control in diverse North American settings: the Antihypertensive and Lipid-Lowering and Treatment to Prevent Heart Attack Trial (ALLHAT). J Clin Hypertens. 2002;4:393–404.

100. Gupta AK, Nasothimiou EG, Chane CL, Sever PS, Dahlof B, Poulter NR, on behalf of the ASCOT Investigators. Baseline predictors of resistant hypertension in the Anglo-Scandinavian Cardiac Outcome Trial (ASCOT): a risk score to identify those at high-risk. J Hypertens. 2011;29:2004–13.

101. Jamerson K, Weber MA, Bakris GL, Dahlof B, Pitt B, Shi V, for the ACCOMPLISH Trial Investigators. Benazepril plus amlodipine or hydrochlorothiazide for hypertension in high-risk patients. N Engl J Med. 2008;359:2417–28.

102. Daugherty SL, Powers JD, Magid DJ, Tavel HM, Masoudi FA, Margolis KL, et al. Incidence and prognosis of resistant hypertension in hypertensive patients. Circulation. 2012;125:1635–42.
103. Muntner P, Davis BR, Cushman WC, Bangalore S, Calhoun DA, Pressel SL, et al. Treatment-resistant hypertension and the incidence of cardiovascular disease and end-stage renal disease: results from the Antihypertensive and Lipid-Lowering Treatment to Prevent Heart Attack Trial (ALLHAT). Hypertension. 2014;64(5):1012–21.
104. Danielson M, Dammström B. The prevalence of secondary and curable hypertension. Acta Med Scand. 1981;209(6):451–5.
105. Camelli S, Bobrie G, Postel-Vinay N, Azizi M, Plouin PF, Amar L. Prevalence of secondary hypertension in young hypertensive adults. J Hypertens. 2015;33(Suppl 1):e47.
106. Hannemann A, Wallaschofski H. Prevalence of primary aldosteronism in patient's cohorts and in population-based studies—a review of the current literature. Horm Metab Res. 2012;44:157–62.
107. Jenks S, Yeoh SE, Conway BR. Balloon angioplasty, with and without stenting, versus medical therapy for hypertensive patients with renal artery stenosis. Cochrane Database Syst Rev. 2014;(12):CD002944.
108. Funder JW, Carey RM, Mantero F, Murad MH, Reincke M, Shibata H, et al. The management of primary aldosteronism: case detection, diagnosis, and treatment: an Endocrine Society clinical practice guideline. J Clin Endocrinol Metab. 2016;101(5):1889–916.
109. Dekkers T, Prejbisz A, Kool LJ, Groenewoud HJ, Velema M, Spiering W, et al. Adrenal vein sampling versus CT scan to determine treatment in primary aldosteronism: an outcome-based randomised diagnostic trial. Lancet Diabetes Endocrinol. 2016;4(9):739–46.
110. Omura M, Saito J, Yamaguchi K, Kakuta Y, Nishikawa T. Prospective study on the prevalence of secondary hypertension among hypertensive patients visiting a general outpatient clinic in Japan. Hypertens Res. 2004;27:193–202.

第**4**章　预防和治疗

第 1 章中讲到了高血压的诊断阈值、治疗目标、"J" 形曲线、高血压风险的概念证明和高血压前期的治疗获益,以及目前高血压管理指南的评价。在本章,我们提供选择非药物以及药物治疗来预防和治疗高血压的证据,这些治疗方法以 140/90 mmHg 为诊断阈值和治疗目标。这些研究的结果可能同样适用于更严格的预防和治疗目标(120/80 mmHg)。

4.1　非药物治疗

高血压非药物防治策略主要包括更健康的饮食和行为态度,因此,建议患者改变生活方式。

4.1.1　减少食盐摄入量

4.1.1.1　人群

减少钠盐摄入可预防年龄相关的血压升高。盐除了作为调味品,还是成本－效益很高的食品防腐剂,因此低盐饮食执行起来十分困难。在过去食品加工行业一直不愿减少加工食品中的含盐量,但现在正转向低盐食品的加工方法。

但这种转变遇到了许多阻碍,例如对健康的潜在影响、对研发的投资需求、重新配制食品的质量和口味、供应链管理、消费者接受度和成本等问题 [1]。

尽管如此,许多政府和行业正在采取积极的联合行动以减少食品中食盐含量 [2]。加拿大、芬兰、法国、日本和英国等国家采取更先进的办法以减少工业化食品的含盐量。英国的减盐计划预期在 10 年内食盐消费量下降 15%,与此同时高血压导致的脑卒中、冠心病(CHD)死亡率也将随之下降(图 4.1)[3]。这个观察性研究并未经过设计,因此其因果关系较弱,但是限盐在全球范围的推广是势在必行。一项由巴西政府

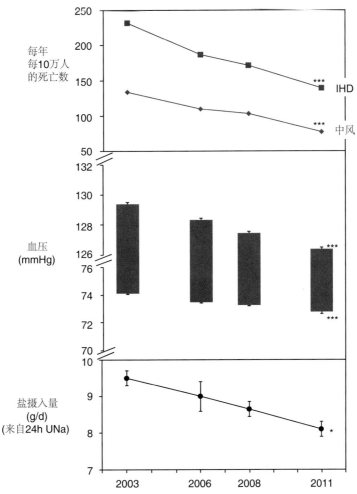

图 4.1 2003—2011 年, 英国盐摄入量、血压、中风和缺血性心脏病死亡率有所下降。(Reprinted from He et al. [3], with permission)

与工业企业签署的协议规定, 到 2020 年食盐添加量要进一步地减少 [4]。

4.1.1.2 血压正常个体和高血压患者

低盐饮食是个体防治高血压的合理方法。数十项随机对照试验（RCT）证实了低盐饮食对血压的影响, 短期内降压效果较好, 但 6 个月后该作用趋于消失 [5]。一项纳入 34 项临床试验（研究时间不等、异质性中等）的荟萃分析 [6]（$n = 3230$）显示, 低盐饮食对血压正常个体的血压水平下降幅度较小, 而高血压患者的血压水平下降幅度达 5.4 mmHg（95% CI 3.2~6.6）。一项仅纳入 6 项研究的荟萃分析发现, 尿钠显著降低,患者的血压水平下降 4~7mmHg[7]。但该研究具有明显异质性,研究质量和持续时间也各不相同。且一些试验为参与者提供家庭膳食,这一点在很多社区无法做到。

我们高血压门诊队列研究调查了非药物治疗的有效性。637 名患者平均随访 3.5 个月,发现体重降低与降压唯一相关[8]。一项纳入 800 多名患者、随访两年的研究发现,降压作用与限制钠盐及高热量的饮食相关(图 4.2)[9],而与坚持体育锻炼无关。

也有关于低钠饮食对心血管预后的研究。一项纳入 7 项研究、6489 例血压正常个体和高血压患者的荟萃分析[10] 显示,低盐饮食可能有益于健康。该荟萃分析中的一项试验因纳入心力衰竭患者引起死亡率上升而遭到批判;一项无心力衰竭患者的荟萃分析发现,减少钠盐摄入可使心血管事件发生率降低 20%[11]。

对几个纳入评估限盐对血压和主要心血管终点影响的队列研究的系统评价[12] 发现,限盐后成年人收缩压下降约 3.4mmHg,儿童血压下降约 0.8mmHg,均有显著降压作用。这些队列研究还显示,高钠摄入与脑卒中和冠状动脉疾病发病率升高有关。

4.1.2   低热量饮食

过度肥胖是高血压主要危险因素,因此减重是另一种有效的非药物干预方式。评估减重对血压水平降低作用的临床试验很少,且异质性大。一项纳入 8 项临床试验、9 项准实验研究和 8 项队列研究的系统评价显示,体重减轻与舒张压水平下降无

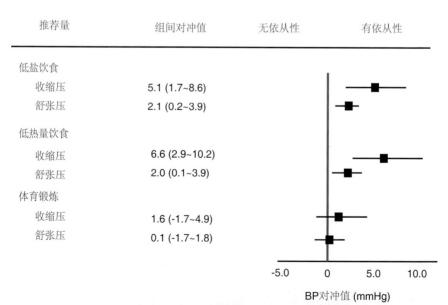

图 4.2　坚持非药物治疗对血压的影响:两年随访的队列研究结果。

关 [13]。体重每减少 1kg,收缩压水平可下降 1mmHg。

"糖尿病健康行动研究"旨在评估低热量饮食和体育锻炼对预防糖尿病患者心血管结局的影响 [14]。该研究纳入超过 5000 例患者,随访超过 9 年,排除收缩压 > 160 mmHg 或舒张压 > 100 mmHg 的患者,平均基线收缩压约为 128mmHg,结果显示干预组体重减少 8.6%,对照组减少 0.7%,但对预防心血管事件的结局没有影响,且强化治疗组的收缩压仅比对照组多降低 1 mmHg。

西布曲明是一种减肥药物,一项 Cochrane 荟萃分析 [15] 发现,服用西布曲明的患者舒张压升高 3.2 mmHg(95% CI 1.4~4.9),这可解释该类患者心血管事件增加的原因。

我们关于非药物干预有效性的研究 [9] 发现,坚持低热量饮食的患者收缩压水平比对照组多下降 6.6 mmHg(95% CI 2.9~10.2)。

4.1.3 DASH 饮食

DASH 饮食(终止高血压膳食)包括丰富的蔬菜和乳制品并限制饱和脂肪的摄入,为高血压管理带来了新视角 [16](图 4.3)。各种饮食干预疗法中,DASH 饮食的降压效果最显著。DASH 研究中受试者的膳食大部分为固定供给,且降压效果随着限盐而增加 [17]。但是,接近真实世界条件下的 PREMIER 研究(生活方式干预血压控制试验)显示,遵循 DASH 饮食原则但没有获得膳食提供时其血压控制的效果不佳 [18]。

4.1.4 PREDIMED 饮食

PREDIMED 研究比较地中海饮食和低脂饮食对心血管疾病一级预防的差异,随机分配到地中海饮食组的参与者每天额外接受 50g 特级初榨橄榄油或 30g 坚果(包括 15g 核桃,7.5g 杏仁和 7.5g 榛子)。与对照组相比,这个包含 235 名受试者、随访 1 年的亚组研究发现,地中海饮食组患者的 24 小时平均收缩压水平下降 2.5 mmHg[19]。

4.1.5 补充钾、钙和镁

高钠饮食导致高血压发病的部分机制与钾摄入少有关。乳制品、水果和蔬菜等富含钾、钙和镁的 DASH 饮食可说明高钠低钾饮食与高血压发病率增加有关。

几项临床试验评估增加钾摄入量对血压水平的影响。其中一项纳入正常血压个体和高血压患者、包括 15 项中度异质性研究的荟萃分析显示,受试者增加钾摄入后平均收缩压下降 4.7 mmHg(95% CI 2.4~7.0)[20]。对高血压患者降压效果更显著。

在中国农村开展的两项临床研究中,研究人员根据钠减少和钾摄入量增加的优势,利用高钾盐(其中 25% 是氯化钾,10% 是硫酸镁)替代普通钠盐。纳入有心血管

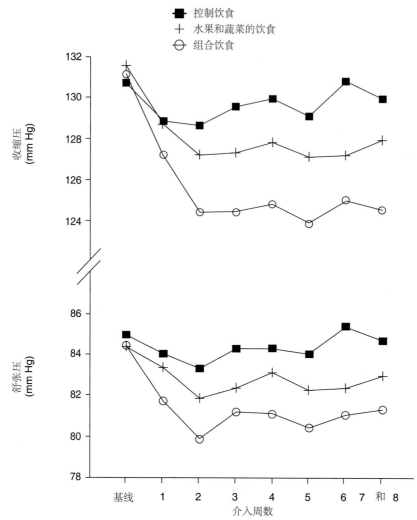

图 4.3　在最初的试验中，DASH 饮食方式对血压的影响（Reprinted from Appel et al. [16], with permission）

疾病史或收缩压高于 160 mmHg 患者的第一项研究显示，持续干预 1 年后收缩压下降 3.7 mmHg（95% CI 1.6~5.9；P <0.001）[21]。第二项研究持续两年，其结果显示血压正常者收缩压下降 2 mmHg（95% CI 0~4），而高血压患者收缩压下降 4 mmHg（95% CI 2~6）[22]。

单纯增加钙和镁的摄入对血压水平没有明显影响。一项纳入早期质量较低、异质性高的荟萃分析发现，单纯增加钙、镁的摄入对血压水平无显著影响 [23,24]。一项包括 16 项临床试验、3048 名正常血压水平个体的荟萃分析 [25] 显示，补钙治疗的降压作用很小：收缩压仅下降 1.4 mmHg（95% CI 0.7~2.2），而舒张压仅下降 1.0 mmHg（95% CI 0.5~1.5）。

4.1.6　不同膳食干预的效果比较

上述所有干预措施的荟萃分析发现，饮食干预的总体净效应：收缩压下降 3.07 mmHg（95% CI -3.85~-2.30），舒张压下降 1.81 mmHg（95% CI -2.24~-1.38）[26]。所有饮食干预都有一定程度的降压作用，但 DASH 饮食是最有效的（图 4.4）。

4.1.7　其他营养干预措施

4.1.7.1　乙醇摄入

一项包括 15 项质量不一、较早的随机对照试验荟萃分析 [27] 显示，2234 例高血压患者戒酒或减少乙醇摄入后其收缩压下降 3.3mmHg（95% CI 2.5~4），而舒张压下降 2.0mmHg（95% CI 1.5~2.6）。

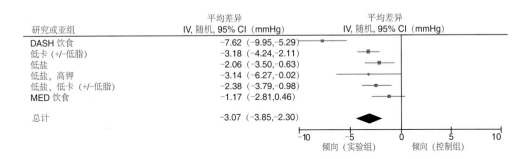

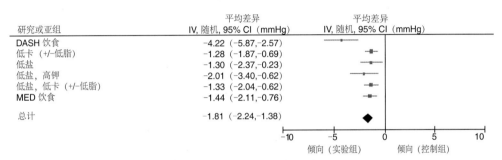

图 4.4　饮食干预对收缩压（上图）和舒张压（下图）的影响。(Reprinted from Gay et al.[26], with permission)

4.1.7.2　巧克力和其他可可制品

一个包括 10 项随机试验（*n*=297）的荟萃分析 [28] 发现，补充可可类制品分别可使收缩压降低 4.5mmHg（95% CI 3.3~5.9）、舒张压降低 2.5 mmHg（95% CI 1.2~3.9）。但这些研究的异质性不均一、干预措施也不相同，同时还应注意热量与其潜在降压效果之间的平衡。

4.1.7.3　其他营养品

人们主张利用水果、蔬菜和谷物等具有药物活性的营养素来降低血压，这些营养素亦常见于大蒜、精氨酸、维生素 C 和胡萝卜汁等，但与安慰剂对照的相关研究少，且研究质量都很低。一项质量相对较高的随机、双盲安慰剂对照的试验发现，老蒜的降压效果呈剂量依赖性 [29]。

巴西虽然有大量植物具有所谓降压作用的报道，但证据几乎都出自动物实验。我们较早对血压正常志愿者进行的随机临床试验显示，常用于降压的佛手瓜茶其实并不具有降压作用 [30]。

4.1.7.4　益生菌

酸奶中的益生菌等微生物可能具有一定治疗作用，且已在高血压患者中得到验证。一项纳入 9 项随机对照试验、543 名受试者的荟萃分析显示，与对照组相对比，饮用酸奶的患者收缩压下降 3.6 mmHg（95% CI 0.7~6.5）[31]。

4.1.8　体育锻炼

定期锻炼可带来多种健康获益，如心血管疾病发病率的降低。同样，较好的身体素质或定期锻炼与血压水平较低、高血压发病率降低相关。不过，锻炼者的其他健康特征也可能成为这种关系的混杂因素。

"糖尿病健康行动研究"[14] 评估了每周至少 175 分钟、中等强度锻炼对糖尿病患者预防心血管结局的影响，发现该干预措施对预防心血管事件没有作用，这其中的受试者大部分血压水平正常。

许多临床试验和荟萃分析都评估了运动对血压的影响。一项纳入 93 项研究、受试者超过 5000 人的荟萃分析 [32]。其中大多数研究采用动态运动（步行、慢跑、骑自行车和游泳等有氧运动），14 项研究探讨了举重等动态抗阻力锻炼的作用；4 项研究仅使用静态（等长）抗阻力锻炼——力量训练保持一段时间且几乎没有位移。动态锻炼后收缩压下降 3.5 mmHg（95% CI 2.3~4.6），动态抗阻力锻炼后下降 1.8 mmHg（95% CI 0~3.7），静态抗阻力运动使收缩压下降 10.9 mmHg（95% CI 7.4~14.5），联合方案仅对舒张压水平降低有效，但大多数试验对照组并未对联合方案的例行程序、定向、监测等方面做出明确规定。

一项将低负荷联合锻炼作为对照组的 RCT 研究[33] 显示,高运动负荷和低运动负荷两组动态血压监测没有差异(图 4.5),且两组夜间血压水平均无变化。

许多研究质量好的临床试验结果也不理想。一项试验纳入 464 名肥胖伴久坐的绝经后妇女,评估三种运动强度的降压效果发现,与 6 个月不运动的患者相比,运动组患者的心肺功能等指标得到改善,但两组血压水平下降并无明显的差异[34]。在 593 名新诊断糖尿病患者的研究(早期 ACTID)发现,计步器记录的运动与血压水平下降并无明显相关性[35]。一项包括 14 项随机对照研究、纳入 3614 名年轻人,评估运动降低血压有效性的荟萃分析发现,随访第 6 个月时收缩压和舒张压水平均有下

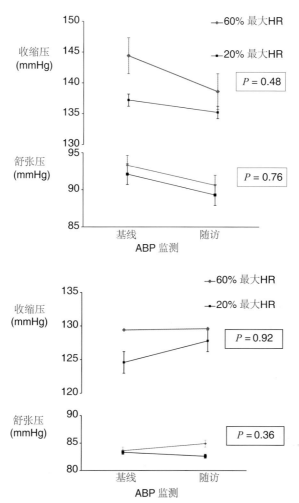

图 4.5 动态血压监测 24 小时血压(上图)和夜间血压(下图),两种强度有氧运动对血压的影响[33]。

降，但到 12 个月时该变化却消失了 [36]。

我们对门诊患者进行生活方式干预观察血压降低效果的研究 [9] 发现，患者无论是否遵循锻炼建议，其血压水平的下降并没有差异。

4.1.9　治疗阻塞性睡眠呼吸暂停作为降压手段之一

一项评估持续气道正压通气（CPAP）疗效的荟萃分析 [37]，纳入 16 项随机对照试验、1166 名受试者，与安慰剂或间断 CPAP 治疗相比，诊室收缩压降低 3.2mmHg（95% CI 1.7~4.7），其中以夜间平均血压水平下降最显著（收缩压约 5 mmHg）。

我们证实了阻塞性睡眠呼吸暂停（OSA）是难治性高血压的主要危险因素 [38]。5 项随机对照试验评估了 CPAP 的治疗效果，其中有 3 项研究在巴西进行 [39]，包括 1 项假性 CPAP 对照的研究。24 小时动态血压监测提示收缩压水平可下降 9.3mmHg（95% CI 0.4~17.9），与之前包括临床试验事后分析数据和 2 项观察性研究的荟萃分析结果相似——24 小时平均收缩压下降 7.2 mmHg（95% CI 5.4~9.0）[40]。但另一项质量较好但没有假性对照的巴西研究结果并不支持 CPAP 的降压作用，该研究仅显示夜间血压水平有降低的趋势 [41]。

5 项描述性的临床研究回顾探讨了这些研究间差异的潜在因素 [42]。研究者注意到白天嗜睡的程度、治疗费用的差异和研究期间治疗药物的调整可能导致差异，当然患者本身可能是最主要原因。Muxfeldt 等 [41] 探讨了 CPAP 对难治性高血压合并 OSA 患者的作用，发现难治性高血压合并中重度 OSA 患者通过 CPAP 治疗后并未取得预期结果，其原因可能是该队列研究中难治性高血压患者药物治疗更积极（半数使用螺内酯）。由于开放性研究的特点，对照组对药物治疗的依从性已经得到了很大改善。

4.1.10　口服避孕药和激素替代疗法

既往研究表明，使用口服避孕药与血压水平升高之间存在关联。随着避孕药物中雌激素含量的减少，其高血压的风险也在降低。尽管如此，有研究表明使用口服避孕药与门诊高血压患者血压控制不佳有关 [43]。与口服避孕药患者相比，使用另一种避孕方法替代口服避孕药的患者其血压水平更低 [44]。但由于上述结果是来自观察性研究，尚无法在随机临床试验中得到验证。

与许多医师观点相反的是，绝经期激素替代疗法并没有伴随血压水平升高 [45]，但也没有心血管临床获益（此为作者的观点——译者注）。

4.1.11　高血压的手术治疗

在长期高血压导致心肌和血管的结构改变之前，切除原发性醛固酮增多症和嗜铬细胞瘤的肾上腺肿瘤、外科手术矫正主动脉缩窄可使患者得到有效治疗。

4.1.11.1　肾血管性高血压

肌纤维发育不良可引起肾血管性高血压，此类年轻患者对经皮血运重建治疗具有良好的反应，但还没有专门的临床研究。经皮介入治疗或外科手术对继发于肾动脉粥样硬化的肾血管性高血压而言，既能控制血压又能保护肾功能，人们对这种治疗抱有很高的期望。但一项大样本、高质量的临床研究显示，与单纯药物治疗相比，血运重建治疗在包括防止进行性肾功能丧失等主要的心血管结局方面没有优势[46]，只是使收缩压水平略有下降。另外，包括该研究在内及其他 7 项中等质量临床研究的荟萃分析发现，血运重建治疗可使舒张压水平下降，同时可减少降压药物使用的数量[47]。

4.1.11.2　肾脏去交感神经支配术

通过血管内途径去除肾脏交感神经支配是一种治疗高血压的新型干预措施。肾脏对长期血压控制起主导作用。去除传入神经将增加肾脏消除钠负荷的能力，去除传出神经会降低交感神经系统的激活。尽管该方法在难治性高血压患者中被大量研究，但事实上在动物和人体研究中从未提供肾脏去交感神经支配术和减少交感神经激活得到获益的客观证据。

3 项 Symplicity 研究调查了肾脏去交感神经支配术的有效性。Symplicity-1 对干预可行性有一些发现[48]。Symplicity-2 是一项开放性的随机临床试验[49]，表现出该方法的有效性，并作为难治性高血压患者的治疗选择被迅速推广至全球范围。数十篇论著（少数病例系列和小型开放性临床研究）和综述文章表明，这种治疗方法不仅有助于控制高血压，还有助于糖尿病和 OSA 等其他疾病的治疗。

美国监管部门要求需要假手术组作为对照的临床研究以批准该方法的应用。遗憾的是，采用假手术干预（仅动脉插管和血管造影）、大样本、双盲的 Symplicity-3 研究并未显示该干预措施的有效性[50]。继 Symplicity-3 研究结果公布后，另一项比较肾交感神经去除术和螺内酯治疗的随机研究[51]被终止，因为两组间的血压水平并无差异。

两项其他研究同样显示阴性的结果。一项小型平行随机临床试验中，螺内酯治疗组（50 mg/d）收缩压降低 17.9 mmHg（95% CI 30.9~4.9），其血压降低幅度大于肾交感神经去除术组[52]。另一项采用假手术干预的临床研究中，肾交感神经去除术组（$n=36$）和对照组（$n=33$）的血压降低几乎完全相同[53]。

Symplicity-3 研究后，仅有一项随机研究通过 24 小时动态血压监测发现，在校正肾交感神经去除术对收缩压的影响后具有边界性差异（两组间差值为 5.9 mmHg，

95% CI −11.3~−0.5)[54]。但这项研究的参与者不足 Simplicity-3 研究的 1/5，且没有设置假手术干预组对照，这个研究在二组的治疗依从性差但结果并无差异[55]。当然，有人认为在未来研究中设置假手术干预是不道德的，这种观点挑战了现代循证医学的基础。

尽管来自最佳设计的研究提供了反面证据，但许多中心仍然假定使用血管内途径去除肾交感神经去除术支配是有效的，且继续采用这种新方法治疗。事实上，这种疗法应该放回到药物（或设备）实验的轨道上，这些药物只有在动物实验和少数志愿者表现出药理活性之后才能进一步与安慰剂做比较。鉴于许多患者已经接受了干预措施，即使要相信该方法的潜在作用，也应在设计充分的临床研究中最终将新设备与假手术干预试验对比[56]。

4.1.11.3　减重手术

减重手术的目的起初并不是为了控制高血压。这项手术不仅降低了体重指数（BMI），而且逆转包括盐摄入量减少在内的正向代谢平衡，甚至使包括高血压在内的心血管危险因素得到改善[57]。许多在糖尿病患者中进行的减重手术临床研究也对血压水平产生影响。在对两种胃缩容手术方法比较的随机临床研究[58]中，手术治疗的患者随访 3 年后降压药物数量减少 50% 以上。巴西一项减重手术治疗高血压的随机研究[59]，纳入了 48 例治疗对象，BMI 在 30.0~39.9 kg／m²，22 例（45.8%）随机接受胃旁路手术的患者 12 个月随访后通过动态血压监测的血压水平有所下降，然而对照组无 1 例血压得到改善。当然，这些结果需要其他研究重复且需要更长的随访时间，以证明减重手术是肥胖相关性高血压的有效治疗方法。

4.1.12　其他非药物治疗

许多可能有降压作用的治疗方法可用于诊疗高血压。作者参与执笔的美国心脏协会的声明，评估所有非饮食和外科手术干预措施的推荐等级和证据水平[60]，包括体育锻炼的影响，并就本书提出的观点得出不同的结论，作者同意其他策略的评估。自该声明发表以来已经发表了一些相关研究，这些推荐策略的摘要见 4.1.12.1 至 4.1.12.3 小节。

4.1.12.1　行为干预

大多数关于冥想、瑜伽、压力管理、生物反馈和放松训练等行为干预方式的研究质量不高，只显示出较小的降压作用。虽然许多研究与未治疗对照组相比来评估干预组的作用，但是这些研究没有控制共同干预的影响（如与研究人员重复接触的干预策略）。部分干预措施的效果还可以通过减轻白大衣效应（警觉反应）来介导，这就解释了为什么诊室血压水平比动态血压水平降低得更多。最近冥想干预血压有效性的荟萃分析显示,冥想的类型(空灵冥想或非空灵冥想)和年龄会影响动态血压水平 [61]。

4.1.12.2 针灸

一些中等类型研究提示针灸治疗具有积极意义,但一项研究质量最好、纳入参与者最多、采取假干预对照的研究却得到阴性结果 [62]。

4.1.12.3 呼吸调节装置

深慢呼吸会引起血压轻度下降。美国已开发并批准各种促进缓慢通气的装置。它们基本上通过胸部传感器和声音(音乐)的输出来控制呼吸频率和振幅而引起有意识通气。一篇对非饮食性干预的系统评价 [60] 认为这种方法具有很好前景(推荐等级为 IIa),但这些研究的质量不高,而且这些设备在大多数国家没有商用。

这些治疗方法的主流观点是,即使它们无效或收效甚微,但也没有毒害效应,同时还有可能在改善生活质量方面获益。鉴于有效降低血压是预防心血管事件的需要,应摒弃降压作用不明确的干预措施,因为患者有可能接受此种惰性治疗后而忽视具有明确治疗效果药物的使用。

4.2　药物治疗

很少有其他疾病像高血压一样,有许多有效且耐受性良好的药物可用于治疗。尽管如此,全球血压的控制情况仍然不尽如人意。在此,我们讨论药物的效益比较来预防心血管硬化。此外,我们还回顾了改善药物治疗依从性的策略、难治性高血压和高血压危象处理等方面的证据。降压药物的药理学特性和给药方案不属于本书的讨论范围。

4.2.1 早期研究

最早以安慰剂或其他降压药为对照、评估心血管事件硬终点发生的随机临床试验,为研究降压药物有效性确定了标准。尽管利尿剂在一些 RCT 研究中出现滥用情况,但其治疗效果也似乎更好。

基于利尿剂治疗的第一项随机临床试验 [63] 在依从性、随机化、药物的盲法分配和结局评估等方面仍然是临床试验的标准,其中有效药物包括氢氯噻嗪、利血平和肼屈嗪。该研究被选为经典临床试验——它改变了实践医学的方式 [64]。经过两年的随访发现,舒张压 ≥ 115 mmHg 的患者相对获益更明显,在预防主要心血管事件应治疗例数（NNT）为 6 例（图 4.6，上图）；舒张压在 105~114 mmHg 之间的患者（图 4.6，下图）也有类似相对获益[65]，但绝对获益较低（NNT 35 例 / 年）；而舒张压在 90~104 mmHg 的轻度高血压患者，降压治疗组并不优于安慰剂对照组。本书只讨论对现今降压药物选择有影响的临床研究，对既往的临床试验不作详细回顾。

4.2.2　一线降压药物

约 50% 的高血压患者单药治疗有效，尤其是早期阶段。对于上述患者以及需要两种及以上降压药物治疗的患者，应采用一线的降压药物。有证据表明，一线降压药物包括利尿剂，特别是氯噻酮需要合用阿米洛利等保钾利尿剂。

除利尿剂和 β 受体阻滞剂，有人认为一些降压药物还具有降压外的多效性。但这不过是药品生产厂商想通过赞助一些新药和安慰剂效果的临床试验来开发各种临床应用的市场。许多研究存在对比不足的问题，其他一些研究则对结果的呈现和解释存在偏倚。药品生产厂商赞助的研究旨在宣传其产品，这对研究的计划、展现和解

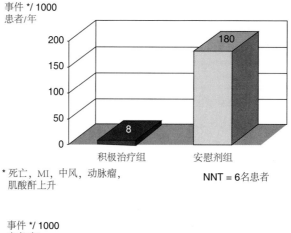

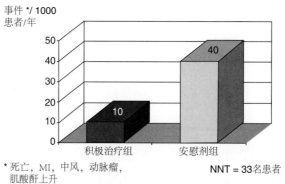

图 4.6　在退伍军人试验Ⅰ（上图）和退伍军人试验Ⅱ（下图）中通过药物治疗预防不良后果[63,65]。
（见彩图）

读均有影响,称之为"公司偏倚"[66]。我们将以上这些研究的不足之处通过给期刊编辑信件发表[67, 76],并强调了这些失实现象,尤其指出"公司偏倚"隐藏了利尿剂在控制血压方面具有独特的疗效和特性的证据[66,77-82]。

导致最早 RCT 研究失实的主要原因是采用降压新药与 β 受体阻滞剂对照,特别是阿替洛尔,因为阿替洛尔对预防老年患者的心血管事件无效[83]。此外大多数研究为开放性设计(盲法评估结局——探索性设计)。CAPPP 研究(卡托普利预防方案)[84]发现,作为当时的新药,使用卡托普利患者的脑卒中发生率更高。STOP-2 研究(瑞典老年高血压研究 -2)中,新旧治疗方法在预防心血管事件方面具有相似疗效,但与利尿剂相比,旧的治疗方法更多地使用 β 受体阻滞剂[85]。NORDIL 研究(北欧地尔硫卓研究)发现,地尔硫卓在预防心血管事件方面与 β 受体阻滞剂或利尿剂同样有效,但地尔硫卓治疗组有 23% 的患者放弃治疗,而这种情况在 β 受体阻滞剂组发生率为 7%[86]。国际降压治疗研究的荟萃分析[87, 88]显示,新旧治疗方法比较并未区分出利尿剂和 β 受体阻滞剂之间的差异。

在当时发表的研究中,只有 INSIGHT 研究(国际拜新同抗高血压干预研究)[89]比较了硝苯地平控释片与阿米洛利和氢氯噻嗪联用的治疗效果。与利尿剂相比,硝苯地平组可带来血脂的获益,但这隐藏了硝苯地平治疗组心肌梗死和心力衰竭发生率更高的情况(图 4.7)。此外,糖尿病亚组研究[90]的心血管死亡和全因死亡显然是被重复讨论过的[74]。

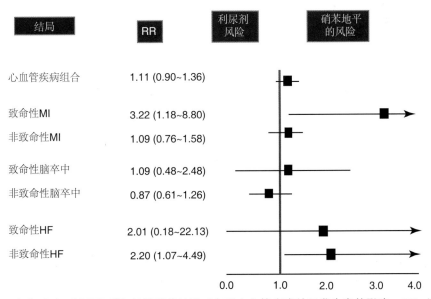

图 4.7　氢氯噻嗪 / 阿米洛利与长效硝苯地平对主要心血管疾病结局发生率的影响。HF,心力衰竭;MI,心肌梗死。

与此同时，高血压管理比较一线降压药物选择的 ALLHAT 研究（抗高血压和降脂预防心肌梗死试验）结果发表 [91]，该试验具有里程碑意义，随机双盲将超过 40 000 名受试者分配至氯噻酮组（12.5~25 mg/d）、氨氯地平组（2.5~10 mg/d）、赖诺普利组（10~40 mg/d）及多沙唑嗪组（2~8 mg/d）。与氯噻酮组相比，多沙唑嗪组的脑卒中、心血管事件和心力衰竭发生率更高，因此该组研究被提前终止 [92]。

氯噻酮组、氨氯地平组及赖诺普利组在致死性和非致死性心肌梗死的发生率为主要心血管终点上并无明显差异。其他结局都为次要终点，但大样本量减少了由 I 型错误所致的组间差异可能。与氯噻酮组相比，氨氯地平组心力衰竭住院率或死亡率明显更高；赖诺普利组几项结果更高：脑卒中增加 15%、心血管疾病增加 10%，心力衰竭增加 19%。图 4.8 显示氯噻酮、氨氯地平和赖诺普利预防主要心血管结局的疗效比较。

与氯噻酮组相比，接受氨氯地平治疗的患者在试验期间收缩压水平升高 0.8mmHg，赖诺普利组升高 2mmHg。研究结束时氯噻酮组、氨氯地平组和赖诺普利组血清钾水平分别为 4.1 mmol / L、4.5 mmol / L 和 4.4 mmol / L。

虽然 ALLHAT 研究在不同发表文章中被屡次检查，但氯噻酮治疗的优势仍然存在，特别是与赖诺普利相比。值得注意的是，接受氯噻酮治疗的白人患者脑卒中发生率与赖诺普利组相似 [93, 94]。对糖尿病和肾小球滤过率（GFR）在 60~90 mL / min 的患者而言，氨氯地平治疗组和赖诺普利组终末期肾病或 GFR 下降 ≥ 50% 基线值的发生率比氯噻酮组高 70%（图 4.9）[95]。

与其他治疗组相比，对随访期间发生糖尿病的患者氯噻酮治疗组心血管事件发生率更低 [96]。相比氨氯地平组和赖诺普利组，氯噻酮组预防心力衰竭效果更显著，特别是射血分数达到某一数值的患者（图 4.10）[97]。

ALLHAT 研究中氯噻酮的降压起效快于其他类别的降压药物（即时有效）[98]。与即时起效者相比，接受非即时起效药物治疗患者的脑卒中、心血管疾病和心力衰竭风险比（HR）更高。这些发现与利尿剂降压作用持续时间较长是相辅相成的。利尿剂不仅起效时间更早，而且药效更持久 [99]。一项比较降压药物持续时间的研究发现，血压控制患者停药 1 周后，苄氟吡啶组、长效硝苯地平组和依那普利组患者的收缩压分别升高 7.0 mmHg、12.2 mmHg 和 9.7 mmHg。

ALLHAT 研究发现，与其他降压药物相比，噻嗪类利尿剂具有预防髋部和骨盆骨折的优势 [100]。与氨氯地平组及赖诺普利组相比，接受氯噻酮治疗的患者骨折发生率降低 21%（HR 0.79，95% CI 0.63~0.98）。ALLHAT 研究这一发现验证了队列研究中噻嗪类利尿剂对骨质疏松具有保护作用 [101]。

SHEP 研究（老年收缩期高血压计划）[102] 和 HYVET 研究（高龄高血压降压治疗研究）[103] 的结果与 ALLHAT 研究一致。在 SHEP 研究中，与安慰剂相比，单纯收缩

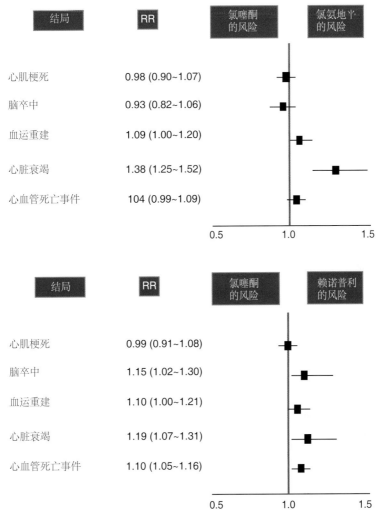

图 4.8　氯噻酮组分别和氨氯地平组 (上图)、赖诺普利组 (下图) 患者心血管结局的相对风险 (RR)[91]。

期高血压患者氯噻酮治疗组的脑卒中、心力衰竭和心血管疾病发生率明显下降。这些获益和 HYVET 研究结果一致，与安慰剂组相比，超过 80 岁的老年患者接受吲达帕胺治疗组和培哚普利治疗组全因死亡率明显降低。

　　许多荟萃分析比较了不同类别降压药物与安慰剂或其他心血管药物疗效的差别。一些研究进行新旧药物对比时，错误地将 β 受体阻滞剂和利尿剂归为相同类型的药物 [73]。最近一项包括几乎所有相关研究的荟萃分析证明，利尿剂明显优于其他药物选择 [104]。利尿剂不仅在预防临床结局方面优于其他药物，而且是唯一一种在预防心血管事件、心血管死亡和全因死亡方面都优于安慰剂的药物（图 4.11）。值得注

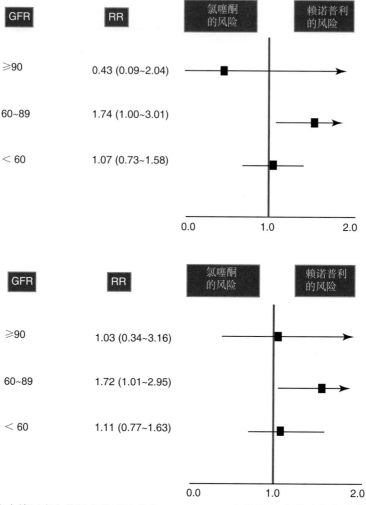

图 4. 9 研究中糖尿病合并肾小球滤过率在 60~90mL/min 患者治疗后，终末期肾病发病率或肾小球滤过率降低≥ 50%[95]。

意的是，在包含心血管硬终点事件的研究中，均没有将血管紧张素受体Ⅱ拮抗剂（ARB）与利尿剂进行直接比较。

4.2.3 利尿剂选择及联用保钾利尿剂

目前还没有研究直接比较不同利尿剂之间在预防心血管事件方面的差异。MRFIT 研究（多种危险因素干预试验）中利尿剂组予以氢氯噻嗪或氯噻酮治疗（由研究者决定）。一项对该研究的回顾性分析 [105] 发现，将受试者在治疗期间使用氯噻

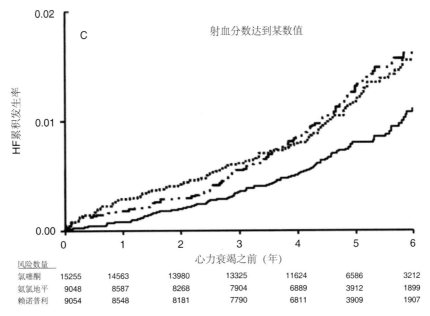

图 4.10 研究中保留射血分数的心力衰竭发生率。实线表示氯噻酮；虚点线表示氨氯地平；虚线表示赖诺普利。（Reprinted from Davis et al. [97], with permission）

酮、氢氯噻嗪或未使用利尿剂进行分组，氯噻酮组的心血管事件发生率低于氢氯噻嗪组（HR0.79, 95% CI 0.68~0.92）。

一项网络荟萃分析显示，不同利尿剂具有相似性，但可供比较的研究太少[106]。另一项尝试间接比较氯噻酮和氢氯噻嗪的网络荟萃分析[107]显示，与安慰剂及其他药物治疗相比，氯噻酮在预防心血管事件方面优于氢氯噻嗪，但两者对诊室血压水平的影响相似。

一些研究直接或间接地比较了氯噻酮和氢氯噻嗪的降压效果。一项随机交叉临床试验显示，氯噻酮（25 mg）比氢氯噻嗪（50 mg）降低动态血压水平的效果更明显，尤其是夜间血压的水平，因此该研究在第 1 个周期后便终止[108]。一项纳入短期临床试验的荟萃分析[109]显示，50 mg 氢氯噻嗪降压效果与其他降压药物相当。另一项纳入 26 个比较氢氯噻嗪降压效果研究、3 项比较氯噻酮疗效研究和 1 项比较苄氟噻嗪研究的荟萃分析[110]发现，收缩压每降低 10mmHg，苄氟噻嗪、氯噻酮和氢氯噻嗪的估计剂量分别为 1.4mg、8.6mg 和 26.4mg。在影响舒张压、血钾和尿酸水平方面上述比例也成立。一项唯一的小型、采用 24 小时动态血压监测的研究，将氯噻酮（6.25 mg）与氢氯噻嗪（12.5 mg）进行头对头比较，结果显示低剂量的氯噻酮组降压效果更好[111]，尤其是降低夜间血压水平（图 4.12）。

网络荟萃分析结果显示，氯噻酮在起效时间、对血压水平的影响方面均优于氢氯

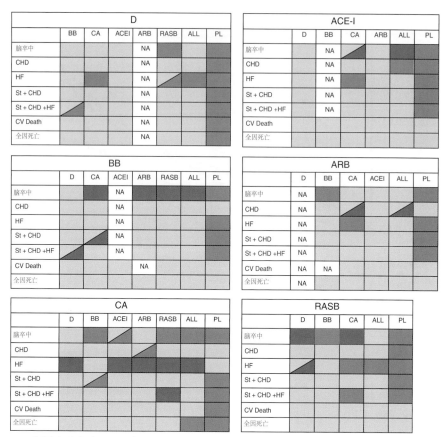

图 4.11 在预防脑卒中、冠心病 (CHD)、心力衰竭 (HF)、合并心血管事件、心血管死亡 (CV) 和全因死亡率方面，比较两种降压药物与安慰剂的疗效。ACE-I 血管紧张素转换酶抑制剂；ARB，血管紧张素受体阻滞剂；BB，β 受体阻滞剂；CA，钙通道拮抗剂；D，利尿剂；RASB，肾素 – 血管紧张素系统阻滞剂。黄色表示标题组（每列的顶部）和比较组效果相似；绿色表示标题优于比较组；红色表示标题组劣于比较组。(Reprinted from Thomopoulos et al. [104], with permission)（见彩图）

噻嗪。氯噻酮作为治疗高血压首选利尿剂主要基于 SHEP 研究和 ALLHAT 研究等主要临床试验的结果。此外，SPRINT 研究 [112] 也推荐氯噻酮作为降压首选利尿剂。PREVER 预防研究 [113] 也显示，联用氯噻酮和阿米洛利在预防高血压进展和左室肥厚方面效果优于安慰剂。PREVER 治疗研究 [114] 经 18 个月随访后发现，氯噻酮与阿米洛利联用的降压效果优于氯沙坦。

INSIGHT 研究提示与阿米洛利联用时氢氯噻嗪可替代氯噻酮。HYVET 研究 [102] 和 PROGRESS 研究（预防复发性脑卒中研究）[115] 提示吲达帕胺联合培哚普利治疗可减少全因死亡和复发性脑卒中。

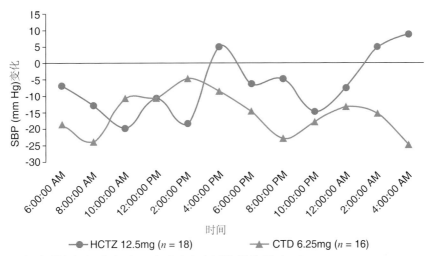

图 4.12　氯噻酮与氢氯噻嗪对 24 小时动态血压监测的影响。（Reprinted from Pareek et al. [111], with permission）（见彩图）

低钾血症是利尿剂的主要不良反应。当血钾低于 3.5 mmol/ L 时治疗获益就会消失 [116]。血钾降低也会使接受噻嗪类利尿剂治疗的患者血糖轻度升高 [117]。联用保钾利尿剂可避免低钾血症 [118]。PATHWAY-3 研究（低肾素活性高血压患者单用或联合使用利尿剂的比较研究）显示，氢氯噻嗪联用阿米洛利就可减少钾的流失并阻止血糖的升高 [119]（图 4.13）。

4.2.4　其他一线降压药物的选择

非利尿剂类降压药物在心血管疾病二级预防的研究是基于其多效机制假说。尽管如此，其有效性仍只能通过其降压作用来解释 [120, 121]。由于心血管疾病二级预防研究中应用了这些药物，它们因此在这些临床情况下也被优先选择。PROGRESS 研究对近期脑卒中恢复期患者经吲达帕胺与培哚普利联合治疗后，其中合并高血压和血压正常的患者减少 40% 的脑卒中再发 [115]。β 受体阻滞剂对预防心肌梗死的再发十分有效 [122]。血管紧张素转换酶抑制剂（ACE-I）可用于心肌梗死恢复期及糖尿病患者的治疗 [120]。β 受体阻滞剂和 ACE-I 均适用于心力衰竭患者，即使是高血压前期的心力衰竭患者降压治疗也可带来心血管获益 [120]。

ARB 是全世界范围内医师和患者都偏爱的一线降压药物，因其良好耐受性以及独立于降压作用之外的潜在心血管保护作用而应用广泛。这种选择偏好起自 LIFE 研究（氯沙坦干预高血压患者生存研究）[123]，其预防心血管结局尤其是预防脑卒中方面，氯沙坦稍优于阿替洛尔。与 ASCOT 研究 [124] 一样，不恰当地选择阿替洛尔作为

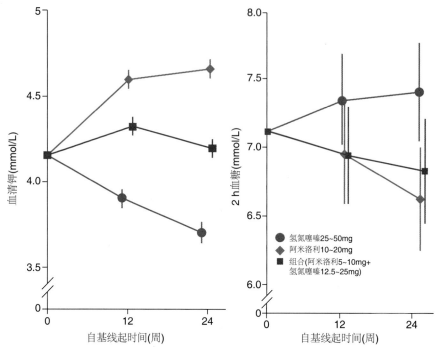

图 4.13　氢氯噻嗪、阿米洛利及二者联合治疗后的血清钾（左图）和 2 小时葡萄糖（右图）。（Reprinted from Brown et al. [119], with permission）（见彩图）

对照，而这种药物对预防老年患者心血管的结局无效 [71, 75]。一项荟萃分析显示，阿替洛尔并不优于安慰剂，在预防心血管结局方面甚至逊色于其他对照药物 [125]。LIFE 研究中氯沙坦对比阿替洛尔的优势也可以用氯沙坦组患者更多使用利尿剂来解释 [126]。

　　VALUE 研究（缬沙坦降压治疗对高血压患者心血管事件的长期评价试验）[127] 结果显示，氨氯地平在预防心肌梗死和脑卒中方面优于缬沙坦。但 VALUE 研究的作者随后发表的文章 [128] 对该研究的分析令人费解，他们专门评估了血压降低作用相似的氨氯地平组和缬沙坦组患者的疗效，理由充分地得出结论，即血压水平下降相似时其降压效益相当。即使这些药物的降压效能相同，但接受缬沙坦组和氨氯地平组治疗患者对血压的反应不同。一项关于以上受试者的分析显示，相比氨氯地平组，接受缬沙坦治疗的患者其发生心肌梗死风险更高。ONTARGET 研究（长期单独使用美卡素及雷米普利联合应用的全球终点试验）[129] 显示，与雷米普利相比，替米沙坦在预防心血管疾病方面没有任何优势。

　　最近，许多大型临床试验证实了在各种临床条件下 ARB 的有效性 [130-136]。但这些临床研究存在伦理问题，因为它们将 ARB 与安慰剂进行比较，而临床条件下其他降压药物治疗可带来获益，这些获益包括脑卒中的二级预防。出乎意料的是，几乎所有与阳性药物对照的研究结果都显示 ARBs 对预防心血管结局无效，甚至有两项研究还发现 ARBs 与心血管死亡增加有关（图 4.14）。

我们在一项述评中分析了这些研究[78]，ARB 除了不能预防主要心血管事件外，对肾功能还有不利影响，这些研究中的肾功能虽然是次要终点但仍然不可忽视。一项专门比较依那普利、氯沙坦与安慰剂对照预防肾病和视网膜病变作用的研究[137]，该研究对 1 型糖尿病患者 4 年内进行两次肾脏活检，比较肾小球系膜增生和其他次要终点。与安慰剂相比，依那普利和氯沙坦阻止了视网膜病变的进展，而对肾小球系膜增生没有影响，但氯沙坦组患者的微量白蛋白尿发生率比依那普利组和安慰剂组高 3 倍（$P = 0.01$）（图 4.15）。

对无肾脏疾病的患者而言，ARB 引起肾脏不良反应与 RAS 阻断剂对慢性肾脏病患者带来获益是相矛盾的。一项纳入慢性肾脏病患者的大型荟萃分析发现，ACE-I 在预防终末期肾病方面优于安慰剂和其他治疗[138]，而 ARB 并不比 ACE-I 更有效，特别是预防心血管事件方面，这表明 ACE-I 更适用于慢性肾脏病患者[138]。

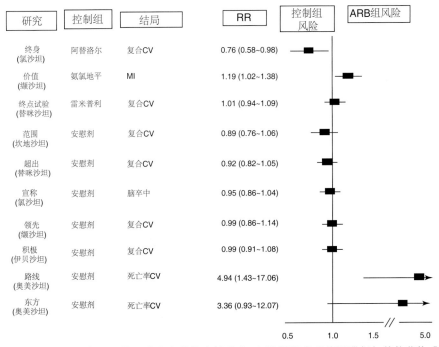

图 4.14　在高血压或高心血管风险患者的临床试验中，血管紧张素受体阻滞剂与其他药物或安慰剂相比，心血管结果的相对风险和 95% 可信区间。（Reprinted from Fuchs [78], with permission; references to the individual studies are cited in the text）

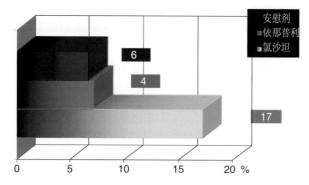

图 4.15 依那普利、氯沙坦和安慰剂治疗 4 年后 1 型糖尿病患者中微量白蛋白尿的发生率[137]。（见彩图）

几项纳入 ARB 与安慰剂和其他药物对比研究的荟萃分析证实，ARB 预防心血管死亡和心肌梗死方面不如其他药物有效。第一项探讨 ARB 预防心肌梗死和其他心血管疾病方面疗效的荟萃分析[139]，纳入 37 项随机临床试验，入选了包括高血压、心力衰竭、糖尿病、脑卒中和心房颤动等各种条件的患者 147 020 名。与安慰剂或强化治疗相比，ARB 在预防心肌梗死（RR 0.99，95% CI 0.92~1.07）、死亡、心血管死亡或心绞痛方面无效。但该荟萃分析的作者提出一个奇怪的结论：ARB 不增加心肌梗死的风险。

第二项关于 RAS 阻断剂对心血管发病率、死亡率影响的荟萃分析[140]，纳入 158 998 名受试者，其中至少 2/3 为高血压患者。RAS 抑制剂可降低 5% 的全因死亡率（HR 0.95，95% CI 0.91~1.00）和 7% 的心血管死亡率（HR 0.93，95% CI 0.88~0.99），但这些作用完全由 ACE-I（HR 0.90，95% CI 0.84~0.97）带来，而 ARB 对预防全因死亡率无效（HR 0.99，95% CI 0.94~1.04）。

第三项荟萃分析放大了 ARB 在预防心血管疾病的无效性[141]。该荟萃分析仅纳入 32 827 名糖尿病患者，其中 23 项研究将 ACE-I 与安慰剂或其他积极治疗的对比发现，ACE-I 使全因死亡率降低 13%（RR 0.87，95% CI 0.78~0.98）、心血管死亡率降低 17%（RR 0.83，95% CI 0.70~0.99），ACE-I 有效预防主要心血管事件、心肌梗死和心力衰竭。另外，13 项以安慰剂或未治疗患者为对照、纳入 23 867 名患者的研究发现，ARB 在降低全因死亡风险方面无效（RR 0.94，95% CI 0.82~1.08）。除降低心力衰竭风险外，ARB 在降低心血管死亡率（RR 1.21，95% CI 0.81~1.80）和主要心血管事件（RR 0.94，95% CI 0.85~1.01）方面无效。值得注意的是，该荟萃分析纳入 AD-VANCE 研究[142]实际上联用 ACE-I（培哚普利）和利尿剂（吲达帕胺）。由于 AD-VANCE 研究采用与安慰剂对照的方式可能会引起伦理问题，因为在这之前 ACE-I

治疗有效性已被证实[68]。

一项关于老年患者的荟萃分析显示，ARB 治疗后使全因死亡率增加 3%[143]，急性肾损伤发生率为 1.6（95% CI 1.3~2.0）。一项纳入 24 项研究、61 961 名患者、平均随访 3.2 年的荟萃分析显示，与安慰剂组对照，RAS 阻滞剂对未合并心力衰竭的冠心病患者预防心血管事件更有效[144]，但并不优于强化治疗组。然而，RAS 阻滞剂优于安慰剂的证据主要来自使用 ACE-I 的试验。

与安慰剂做对照的研究及早期采用利尿剂比较疗效的研究相比，ARB 疗效更差的原因可能部分归因于患者的治疗背景。在较早的试验中，患者没有接受治疗因而积极治疗和安慰剂治疗的血压差异更大，而最近使用 ARB 的试验中，许多患者已经接受治疗因此血压水平下降较少[78]。但对心房颤动[134, 145-147]、肾脏损害[131, 134, 135, 137]等结局不一致无法做出解释。唯一进行药物间头对头比较的 PREVER 治疗研究[113]，证实了利尿剂降压作用更明显。临床研究中，ARB 在心血管病终点的低效能至少部分解释是因其降压效果差所致。

三项关于 ARB 疗效较差的大型临床研究曾因学术欺诈而被要求撤稿[148-150]。与许多 ARB 获益的试验研究相比，临床研究缺乏始终有效的证据。实验室研究和临床前研究中大概率的不可重复性是目前人们关注的重点[151-152]。笔者不是研究者，也不是一个系统的实验研究读者，但发现至少 1 项研究[153]出现统计分析错误[69]。

综合 ARB 的原始研究和荟萃分析表明，对 ARB 的有效性还缺乏有利证据。鉴于有效治疗高血压的需求日益为人们所重视，因此初始采用 ARB 降压治疗是轻率的。

4.2.5　二线和三线降压药物

相当比例的高血压患者控制血压需要 2 种或 2 种以上的药物治疗。ALLHAT 研究[91]纳入 1 级和 2 级高血压患者中大约 50% 使用了至少 2 种药物——这一比例与多数研究和临床实践相符。

验证二 / 三线降压药物的理想研究，要求在相同的一线降压药物治疗基础上进行，进而加用不同二 / 三线降压药物进行随机对照试验[154]，然而大多数的研究是成对药物的比较。

INVEST 国际研究[155]验证维拉帕米 + 群多普利对比阿替洛尔 + 氢氯噻嗪在预防心血管主要终点方面是相似的，但是不能孤立地看待每种降压药物的作用。与之类似的还有 ASCOT 研究[124]。

联合用药和单药治疗比较不同降压疗效的临床试验比较常见，而在一线降压药物治疗基础上联合不同二线降压药物的对比研究则不多。Law 等[156]在 119 个临床试验中发现，6/10 的联合用药研究有叠加的降压效应。

ONTARGET 研究旨在证明联合使用替米沙坦和雷米普利对 RAS 系统双重抑制是否比这两种药物的单药治疗更有效 [129]。该研究发现双重 RAS 系统抑制联合用药与单药治疗对预防心血管硬终点并无差别。这两种药物联合治疗等同于单药治疗，而且联合用药后更常发生低血压。联合治疗患者有 13.5% 发生肾功能损害，而接受雷米普利单药治疗的患者，该损害发生率仅为 10.2%（$P <0.001$）。因此高血压降压治疗中应该禁用这种 RAS 系统双重抑制的联合用药。

ACCOMPLISH（联合治疗避免收缩期高血压患者心血管事件）研究 [157] 的独特性在于比较二线降压药物和常见一线降压药物联合的差别。患者的治疗方案为贝那普利＋氨氯地平（最高剂量为 10mg /d）或贝那普利＋氢氯噻嗪（最高剂量为 25mg /d）。方案中的两种药物起始用药时间相同，而不是在一线药物无效后加用二线药物。氨氯地平联合用药组患者的心血管事件、非致死性心肌梗死、非致死性脑卒中、心绞痛住院、心脏复苏后猝死和心肌血运重建等复合终点事件发生率降低 19.6%（$P<0.001$）。ALLHAT 研究证明了利尿剂较氨氯地平的优越性，其与本试验结果之间的差异更可能是由于两个研究所用利尿剂类型不同，ALLHAT 使用的是氯噻酮，而 ACCOMPLISH 研究中则为氢氯噻嗪。

起始采用利尿剂尤其是氯噻酮治疗的患者，二线药物选择尚无充分设计的临床研究。根据常见的推荐，探索药物互补机制可能是一种有效的方法，β 受体阻滞剂作为二线降压药物，血管扩张剂作为三线降压药物。β 受体阻滞剂中美托洛尔最好，特别是与阿替洛尔相比 [158, 159]。根据 ALLHAT 研究推荐，氨氯地平是首选的血管扩张剂。出现无法忍受的下肢水肿时肼屈嗪可以替代氨氯地平 [154]。ACE-I 因保钾作用可以替代 β 受体阻滞剂。当氯噻酮与保钾利尿剂联用时，应定期检查血钾水平。

与安慰剂相比，ARB 可作为二线、三线甚至是四线降压药物。这些研究的心血管硬终点在之前已讨论过 [77, 78]。由于效果不佳，联合用药是否使用 ARB 仍存有疑问。

4.2.6 难治性高血压的管理

许多难治性高血压患者合并 OSA。4.1 节介绍 CPAP 或肾脏去交感神经支配术治疗的有效性。在所有的降压药物中，螺内酯优于比索洛尔和多沙唑嗪，可作为四线用药 [160]。一项巴西临床试验 [161]（个人交流，爱瓦多·克雷格，2017）的初步结果显示螺内酯和可乐定具有等效性。

与联用雷米普利和比索洛尔相比，序贯使用利尿剂（螺内酯、呋塞米和阿米洛利）控制血压，24 小时动态血压监测提示日间收缩压降低 10 mmHg（95% CI 7~14）[162]。

利尿剂治疗还可更好地减轻左室质量指数[163]。

综合来看，临床研究的证据表明，难治性高血压 [其定义为在改善生活方式的基础上，应用了合理可耐受的足量 ≥ 3 种降压药物（包括利尿剂）治疗 >1 个月血压仍未达标，或服用 ≥ 4 种降压药物血压才能有效控制达标——译者注] 患者有必要给予更多的利尿剂。螺内酯是对难治性高血压更有利的药物。尽管如此，重点核查难治性高血压患者治疗依从性显得尤其重要。

4.2.7　不良事件、不良反应和反安慰剂效应

不良事件、不良反应和反安慰剂效应等概念对评估患者药物相关的主诉十分重要。医师甚至研究人员有时会误解这些主诉的原因。任何与药物使用相关事件均为不良事件，不良事件更常指患者因用药造成的不利影响。不良反应是真正由药品引起的主诉，常见不良反应的因果关系是要求 RCT 研究证实积极治疗组的发生率高于安慰剂组。通常来自安慰剂组的部分患者与积极治疗组患者主诉相同；因此，药物不良反应发生频率在两组间差异表明其并不是偶然发生的。另一方面，大多数罕见的不良反应可以在药物上市后的药物安全监视中发现。

反安慰剂效应可引起常见不良事件，但不是真正的不良反应。反安慰剂效应源于患者对药物抱有的负面态度。实际上，反安慰剂效应是安慰剂效应的对立面。

普遍观点（主要支持者为卫生专业人员）认为高血压导致头痛、鼻衄和其他症状。同样地，人们也认为降压药物与其他药物一样会引起许多不良反应。

PREVER 预防研究[113] 发现，约 50% 的患者随访两年后至少报告过 1 次因药物治疗引起的主诉，独立于患者所在的组别。另一个值得注意的例子是，SPRINT 研究[112] 曲解了不良事件的发生，其中有一些是真正的不良反应（盲法评估下的急性肾损伤等），但由反安慰剂效应所致的不良反应更常见。由于研究的开放性设计，医师和患者倾向于认为降压治疗增加低血压和晕厥的风险，更常见于强化降压组。对损害及直立性低血压等不良事件的客观评价发现，强化治疗组发生率并没有高于其他组，相反的，直立性低血压更常见于降压目标更高的患者。类似的情况也在老年患者研究中发现[164]。此外 SPRINT 研究中强化降压组不良事件的发生率较高可能是由于这些患者为调整治疗频繁就诊所致。

我们调查门诊不良事件和不良反应的发生情况[165] 发现，1366 名患者中约 1/3 在 1 年的平均随访期内报告了不良事件，其中许多主诉都是典型的反安慰剂效应。接受利尿剂单药治疗患者报告的不良事件较少（图 4.16）。

排除不良反应，真正的不良事件可能会影响药物治疗依从性。Thomopoulos 等对 85 个安慰剂对照的 RCT 研究、近 400 000 名受试者进行的荟萃分析验证了不良事件与停药之间的关系[166]。所有类别药物停药的危险比都很大，均在 2 左右，但

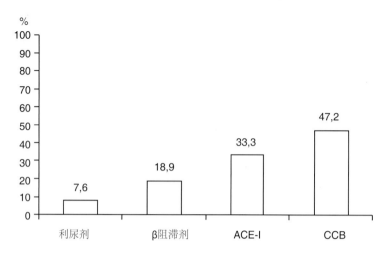

图 4.16   高血压门诊单药治疗不良事件的发生率。（Reprinted from Gonçalves et al. [165], with permission）

ARB 例外。我们通过基于人群的研究确定了不良事件的发生情况 [167]。与未治疗者相比，接受降压治疗患者报告的生活质量更低，这可能导致其治疗依从性差。

科学家应提供关于不良反应和不良事件差异的知识，医师应该在临床实践中运用这些知识。有经验的医师知道，即使某些不良事件并非不良反应（如使用氨氯地平后出现的咳嗽），但他们也很难说服患者继续服用这些与不良事件相关的药物。这些风险不仅包括治疗依从性缺失，还包括患者会因寻找另一位认同自己观点的医师治疗而流失。尽管如此，我们仍要努力澄清在临床实践中出现的不良事件。利尿剂作为一线降压药物或急救药物，缺少它会使许多患者血压难以控制，但许多人认为利尿剂与尿量增多、性功能障碍和其他不良反应有关。然而在双盲的情况下，利尿剂组患者的主诉并不比安慰剂组或其他药物组更多 [113, 114, 168]。医师应普及患者使用利尿剂的获益。

本书对降压药物的不良反应不予详细描述，这些内容可以从网络查得。需要指出的是，处方信息列出了一大串药物可能产生的副作用（不良反应），而这些主要是基于不良事件的报告。例如，眩晕被列为大多数降压药物的不良反应，然而在安慰剂对照的双盲试验中，积极治疗组的头晕发生率与安慰剂组相似或略高，这表明大多数患者出现这种情况通常是因为反安慰剂效应所致。

4.2.8   高危危象、高血压次急症和高血压急症

全世界范围内的急诊室会接收相当大一部分血压异常升高的患者。许多人因

为血压升高而来寻求帮助,但其他人则是评估其他临床状况时才发现血压升高。数十年来,血压的管理以高血压危象的概念作为指导,即血压突然升高可能导致即时风险增加。这一概念源于临床急症(如脑卒中)时观察到的血压异常升高,从这些观察结果推导出需要常规的快速降压,但这有可能是引起临床事件发生的原因。

高血压危象分为高血压急症和高血压次急症。发生高血压次急症时,血压升高伴不稳定性心绞痛,使用抗凝药物、可卡因或安非他明中毒等临床情况。单独出现的血压异常升高(≥ 180/ 110mmHg)通常也认为是高血压次急症。在高血压急症中,与血压升高的相关疾病更为严重,包括高血压脑病、肺水肿、心肌梗死、主动脉夹层、颅内出血、子痫、术后出血、大面积烧伤、嗜铬细胞瘤危象和恶性高血压等。

许多临床情况下血压升高可能是由反向因果关系导致的,例如脑卒中急性期由于脑缺血产生巨大刺激而引起血压升高。其他脏器尤其是心脏的缺血也会导致血压大幅上升,头痛等相对不严重的情况也可能导致血压升高。

以上这些情况的预后主要由原发病决定,目前还没有临床试验证实即刻降压治疗的有效性。尽管如此,血压升高加剧某些临床状况,而后者是导致血压升高的因素。例如,急性心肌梗死时,可能会由于心脏局部缺血和疼痛引起肾上腺素能反应而出现血压升高,而血压升高又增加了心脏对氧气的需求,加剧心脏缺血性损伤。伴有血压升高的急性肺水肿也是如此。

因此,降低血压水平可能是一个合理的治疗目标,但这应是在考虑原发病的诊疗的前提背景下。其治疗方案可推荐使用静脉输注硝普钠或硝酸甘油等药物。β 受体阻滞剂尤其适用于主动脉夹层。更重要的是,制订旨在治疗临床症状的措施,例如应采取溶栓、口服阿司匹林或血管成形术等启动心肌梗死再灌注治疗。镇痛也可能有用,例如吗啡可用于主动脉夹层的镇痛,或用于缓解急性肺水肿引起 的呼吸困难。但在某些情况下不需要降压治疗,因为治疗急性情况可使血压下降或趋于正常。

单纯血压升高并不需要立即降压治疗。但两个队列研究证明接受立即治疗的患者其预后良好,临床事件少,伴或不伴紧急护理。第一个队列研究来自巴西的巴伊亚省[169],发现单纯血压升高的患者没有并发症(在本研究中被称为假性高血压危象)。第二个队列研究比较诊室血压 ≥ 180/ 110 mmHg 两组患者的病程,其中一组转诊至急诊室(n=426)继续治疗,另一组患者门诊处理后回家(n=58 109)[170]。这两个队列中的心血管事件均少,但急诊处理病例更多见。许多临床试验结果提示,单纯血压升高的患者使用降压药物治疗并不是必需的,例如高血压次急症时休息 2 小时与使用替米沙坦具有相同的效果[171]。

我们不应再使用"高血压危象""高血压急症"和"高血压次急症"的诊断。应调查急诊室患者血压异常升高的原因,一旦诊断明确就应该按原发病进行治疗。建议在某些临床条件下快速控制血压,而单纯血压升高者可归类为血压未控制的患者,应该进入专门的门诊高血压管理流程，这些在急诊室启动治疗没有明确的理由，但可能会提高患者舒适度，因为许多患者已经习惯于这种治疗。常规使用卡托普利或可乐定可能是安全的，但都需要吞服，因为口腔黏膜不吸收这种片剂。通常治疗后血压值大部分可回到原来的平均水平。

4.2.9 提高治疗依从性的策略

认识到高血压的危害并没有使药物 / 非药物的治疗依从性提高。但依从性差与心血管事件风险增加相关[172]。许多研究报道了治疗依从性差，随后采取干预措施来改善。评估降压药物治疗的依从性有以下几种方法，如药片计数、问卷调查、血药浓度测定和血压控制情况。

4.2.9.1 至 4.2.9.4 小节回顾了提高降压治疗依从性的策略，尤其是药物治疗的依从性。

4.2.9.1 自我血压监测

自我血压监测，告知患者治疗目标，可能有助于提高治疗的依从性。许多试验测试了这种方法。我们团队的 MONITOR[家庭自测血压（HBPM）] 研究表明，相比于24 小时动态血压监测，患者进行家庭自测血压的意识促进了血压的降低，特别是在夜间血压水平的降低（图 4.17）[173]。患者通过自测血压后处方并没有改变，表明降压

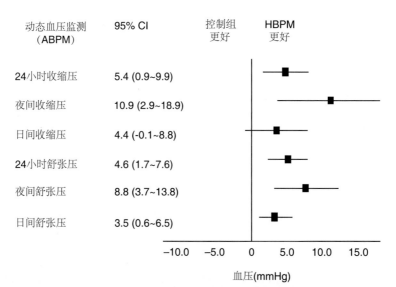

图 4.17　通过动态血压监测评估的家庭血压（BP）监测对收缩压的影响。（Reprinted from Fuchs et al. [173], with permission）

效果来自更好的治疗依从性。一项包括该临床试验在内的荟萃分析发现,通过家庭自测血压可带来小幅而持久的降压效果[174]。但这些研究的持续时间和治疗方案都不同。许多情况下医师会根据家庭自测血压的结果进行药物调整。

4.2.9.2 远程血压监测

远程血压监测,有时再结合药剂师咨询和指导,是另一种改善治疗依从性的方法。一项荟萃分析发现,家庭远程血压监测可提高血压控制率,但同时会增加护理成本[175]。

4.2.9.3 药剂师参与管理

药剂师参与某些疾病管理与其结局改善有关。我们门诊进行的一项临床试验证明,药剂师参与管理提高了血压的控制率[176]。对该试验的二次分析已验证,认知功能缺陷会降低患者药物治疗的依从性[177]。在许多关于药剂师参与患者管理带来获益的荟萃分析当中,Santschi 等的一项荟萃分析发现,与其他不同类型的血压管理患者相比,接受药剂师管理的患者收缩压降低 7.6 mmHg(95% CI 6.3~9.0)[178]。

4.2.9.4 手机短信

通过移动电话发送短信来提高治疗依从性已被广泛研究。除其他差异之外,治疗方案包括与患者的单侧或双侧接触。一项系统评价确定了通过手机短信方法提高治疗的有效性[179]。一项大型、单盲临床试验表明,使用交互式信息随访一年后,患者的收缩压略有降低(2.2 mmHg,95% CI 0.04~4.4)[180]。

一项对改善依从性不同策略的系统回顾表明,自我监测、反馈干预、药品的特殊包装以及动机式访谈等都有一定的效果[181]。多重干预措施可能更有效,但它显然有较高的成本。早期启动降压治疗——这时可能只需要小剂量药物,可阻止进展到使用多种药物治疗,继而防止多种临床问题的出现。因此,120/80 标准是治疗年龄相关性血压升高的关键。

高血压防治要点
　　1. 所有年龄段高血压预防和治疗的目标值应该相同:<120/80 mmHg。
　　2. 非药物治疗策略(改善生活方式)是预防和治疗高血压的首选措施,但效果甚微。

3. 应推行通过降低加工食品中的食盐含量来实现人群低盐饮食,这可能会对高血压的发病率产生长期且较大的影响。另外,富含钾的膳食也具有一定的益处。

4. 作为高血压治疗的一种手段,长期减重目前很难做到,并且减重药物治疗效果不明显。

5. DASH 饮食和地中海饮食（富含特级初榨橄榄油或坚果,和 PREDIMED 饮食一样）能降低血压水平,同时 PREDIMED 和地中海饮食能减少心血管事件的发生。

6. 限制乙醇摄入对控制血压水平和整体健康有益。

7. 其他饮食干预方法和营养保健品的有效性尚有待证明。

8. 体育锻炼的降压效果值得商榷,但可能有其他健康获益。

9. 干预阻塞性睡眠呼吸暂停可作为一种高血压治疗的手段,在难治性高血压患者中更为有效。

10. 用其他避孕方法代替口服避孕药可降低血压水平。激素替代疗法不会升高血压水平,但也没有任何心血管获益。

11. 经皮或手术治疗动脉粥样硬化性肾血管性疾病的效果差强人意,其降压作用也很小。

12. 肾脏去交感神经支配术还需要更多证据证明,包括对难治性高血压患者的降压作用。

13. 不管是否合并糖尿病,减重手术有可能会降低高血压患者的血压水平并减少降压药物的数量。

14. 其他非药物治疗、非膳食疗法的有效性尚未得到证实。

15. 利尿剂是有效降低血压水平和预防心血管事件的基石,应成为所有年龄段无心血管疾病患者和脑卒中恢复期患者的一线降压药物。

16. 降压药物治疗,特别是氯噻酮,不仅能有效预防脑卒中和冠心病,而且对预防心力衰竭也有效,包括射血分数保留的心力衰竭。

17. β 受体阻滞剂和 ACE-I 对合并临床心血管疾病有效,如心肌梗死和心力衰竭。

18. 氯噻酮和吲达帕胺预防心血管疾病的效果最好,经联用阿米洛利等保钾利尿剂后可预防低钾血症和血糖升高等利尿剂不良反应。

19. 与氢氯噻嗪相比,氯噻酮的降压作用更强且更持久。

20. 鉴于 ARB 对心血管结局的预防效果有限,在高血压管理和预防心血管疾病方面不予优先选择。

21. 起始使用包括氯噻酮在内的利尿剂患者在二线用药选择上并没有充分的临床研究。根据作用机制的互补性,β 受体阻滞剂尤其是美托洛尔是合适的二线药物,血管扩张剂如氨氯地平可为三线药物。ACE-I 因其具有保钾效果可以代替 β 受体阻滞剂。

22. 难治性高血压中大多数并非真正难治,其原因主要是治疗的依从性差。在真实难治性高血压患者中,治疗阻塞性睡眠呼吸暂停综合征可能有用;在药物选择上,螺内酯应该成为四线降压药物。

23. 降压药物不良反应的主诉主要是由反安慰剂效应所导致的;对降压药物不良事件的错误认识妨碍了高血压的有效治疗。

24. 应摒弃高血压危象、高血压急症和高血压次急症的诊断。对急诊室异常血压升高患者的管理应按照原发病的治疗方案进行。

25. 自我血压监测、反馈干预措施、控制药剂使用的程序、药剂师参与管理和动机式访谈是提高治疗依从性的措施;多重干预措施联合可能更有效,但费用也较高。

26. 以 120/80 mmHg 为标准开始高血压的早期管理,可减少降压药物的使用,并对预防高血压导致的相关结局有重大影响。

参考文献

1. Antman EM, Appel LJ, Balentine D, Johnson RK, Steffen LM, Miller EA, et al. Stakeholder discussion to reduce population-wide sodium intake and decrease sodium in the food supply. A conference report from the American Heart Association Sodium Conference 2013 Planning Group. Circulation. 2014;129:e660–79.
2. World Health Organization. Salt reduction. http://www.who.int/mediacentre/factsheets/fs393/en/. Accessed on 4 Jul 2016.
3. He FJ, Pombo-Rodrigues S, Macgregor GA. Salt reduction in England from 2003 to 2011: its relationship to blood pressure, stroke and ischaemic heart disease mortality. BMJ Open. 2014;4(4):e004549.
4. Bannwart GC, Silva ME, Vidal G. Sodium reduction in food: current panorama and technological, sensorial and public health impacts. Nutrire. 2014;39(3):348–65. (article in Portuguese).
5. Hooper L, Bartlett C, Davey SG, Ebrahim S. Advice to reduce dietary salt for prevention of cardiovascular disease. Cochrane Database Syst Rev. 2004;1:CD003656.
6. He FJ, Li J, Macgregor GA. Effect of longer term modest salt reduction on blood pressure: Cochrane systematic review and meta-analysis of randomised trials. BMJ. 2013;346:f1325.
7. Ruzicka M, Hiremath S, Steiner S, Helis E, Szczotka A, Baker P, et al. What is the feasibility

of implementing effective sodium reduction strategies to treat hypertension in primary care settings? A systematic review. J Hypertens. 2014;32(7):1388–94.

8. Fuchs FD, Gus M, Moreira WD, Moreira LB, Moraes RS, Rosito GA, et al. Blood pressure effects of antihypertensive drugs and changes in lifestyle in a Brazilian hypertensive cohort. J Hypertens. 1997;15:783–92.

9. Riegel G, Moreira LB, Fuchs SC, Gus M, Nunes G, Correa V Jr, et al. Long-term effectiveness of non-drug recommendations to treat hypertension in a clinical setting. Am J Hypertens. 2012;25(11):1202–8.

10. Taylor RS, Ashton KE, Moxham T, Hooper L, Ebrahim S. Reduced dietary salt for the prevention of cardiovascular disease. Cochrane Database Syst Rev. 2011;7:CD009217.

11. He FJ, MacGregor GA. Salt reduction lowers cardiovascular risk: meta-analysis of outcome trials. Lancet. 2011;378(9789):380–2.

12. Aburto NJ, Ziolkovska A, Hooper L, Elliott P, Cappuccio FP, Meerpohl JJ. Effect of lower sodium intake on health: systematic review and meta-analyses. BMJ. 2013;346:f1326.

13. Aucott L, Rothnie H, McIntyre L, Thapa M, Waweru C, Gray D. Long-term weight loss from lifestyle intervention benefits blood pressure? A systematic review. Hypertension. 2009;54(4):756–62.

14. Look AHEAD Research Group, Wing RR, Bolin P, Brancati FL, Bray GA, Clark JM, Coday M, et al. Cardiovascular effects of intensive lifestyle intervention in type 2 diabetes. N Engl J Med. 2013;369(2):145–54.

15. Siebenhofer A, Horvath K, Jeitler K, Berghold A, Stich AK, Matyas E, et al. Long-term effects of weight-reducing drugs in hypertensive patients. Cochrane Database Syst Rev. 2009;3:CD007654.

16. Appel LJ, Moore TJ, Obarzanek E, Vollmer WM, Svetkey LP, Sacks FM, et al. A clinical trial of the effects of dietary patterns on blood pressure. DASH Collaborative Research Group. N Engl J Med. 1997;336(16):1117–24.

17. Sacks FM, Svetkey LP, Vollmer WM, Appel LJ, Bray GA, Harsha D, et al. Effects on blood pressure of reduced dietary sodium and the Dietary Approaches to Stop Hypertension (DASH) diet. DASH-Sodium Collaborative Research Group. N Engl J Med. 2001;344(1):3–10.

18. Elmer PJ, Obarzanek E, Vollmer WM, Simons-Morton D, Stevens VJ, Young DR, et al. PREMIER Collaborative Research Group. Effects of comprehensive lifestyle modification on diet, weight, physical fitness, and blood pressure control: 18-month results of a randomized trial. Ann Intern Med. 2006;144(7):485–95.

19. Doménech M, Roman P, Lapetra J, de la Corte FJ G, Sala-Vila A, de la Torre R, et al. Mediterranean diet reduces 24-hour ambulatory blood pressure, blood glucose, and lipids. Hypertension. 2014;64(1):69–76.

20. Binia A, Jaeger J, Hu Y, Singh A, Zimmermann D. Daily potassium intake and sodium-to-potassium ratio in the reduction of blood pressure: a meta-analysis of randomized controlled trials. J Hypertens. 2015;33(8):1509–20.

21. China Salt Substitute Study Collaborative Group. Salt substitution: a low-cost strategy for blood pressure control among rural Chinese. A randomized, controlled trial. J Hypertens. 2007;25(10):2011–8.

22. Zhou B, Wang HL, Wang WL, Wu XM, Fu LY, Shi JP. Long-term effects of salt substitution on blood pressure in a rural north Chinese population. J Hum Hypertens. 2013;27(7):427–33.

23. Dickinson HO, Nicolson DJ, Cook JV, Campbell F, Beyer FR, Ford GA, et al. Calcium supplementation for the management of primary hypertension in adults. Cochrane Database Syst Rev. 2006;2:CD004639.

24. Dickinson HO, Nicolson DJ, Campbell F, Cook JV, Beyer FR, Ford GA, et al. Magnesium supplementation for the management of essential hypertension in adults. Cochrane Database Syst Rev. 2006;3:CD004640.

25. Cormick G, Ciapponi A, Cafferata ML, Belizán JM. Calcium supplementation for prevention of primary hypertension. Cochrane Database Syst Rev. 2015;6:CD010037.

26. Gay HC, Rao SG, Vaccarino V, Ali MK. Effects of different dietary interventions on blood pressure systematic review and meta-analysis of randomized controlled trials. Hypertension. 2016;67(4):733–9.

27. Xin X, He J, Frontini MG, Ogden LG, Motsamai OI, Whelton PK. Effects of alcohol reduction on blood pressure: a meta-analysis of randomized controlled trials. Hypertension. 2001;38(5):1112–7.

28. Desch S, Schmidt J, Kobler D, Sonnabend M, Eitel I, Sareban M, et al. Effect of cocoa products on blood pressure: systematic review and meta-analysis. Am J Hypertens. 2010;23(1):97–103.

29. Ried K, Frank OR, Stocks NP. Aged garlic extract reduces blood pressure in hypertensives: a dose-response trial. Eur J Clin Nutr. 2013;67(1):64–70.

30. Fuchs FD, Monte TL, Ferreira MB, Becker AL, Koening A, Rosito GA, et al. The effect of chayote tea (Sechium edule) on blood pressure and other parameters in normotensive young volunteers. Revista HCPA. 1986;6(2):61–4. [article in Portuguese].

31. Khalesi S, Sun J, Buys N, Jayasinghe R. Effect of probiotics on blood pressure: a systematic review and meta-analysis of randomized, controlled trials. Hypertension. 2014;64(4):897–903.

32. Cornelissen VA, Smart NA. Exercise training for blood pressure: a systematic review and meta-analysis. J Am Heart Assoc. 2013;2(1):e004473.

33. Moreira WD, Fuchs FD, Ribeiro JP, Appel LJ. The effects of two aerobic training intensities on ambulatory blood pressure in hypertensive patients: results of a randomized trial. J Clin Epidemiol. 1999;52(7):637–42.

34. Church TS, Earnest CP, Skinner JS, Blair SN. Effects of different doses of physical activity on cardiorespiratory fitness among sedentary, overweight or obese postmenopausal women with elevated blood pressure: a randomized controlled trial. JAMA. 2007;297(19):2081–91.

35. Andrews RC, Cooper AR, Montgomery AA, Norcross AJ, Peters TJ, Sharp DJ, et al. Diet or diet plus physical activity versus usual care in patients with newly diagnosed type 2 diabetes: the Early ACTID randomised controlled trial. Lancet. 2011;378(9786):129–39.

36. Williamson W, Foster C, Reid H, Kelly P, Lewandowski AJ, Boardman H, et al. Will exercise advice be sufficient for treatment of young adults with prehypertension and hypertension? A systematic review and meta-analysis. Hypertension. 2016;68(1):78–87.

37. Schein AS, Kerkhoff AC, Coronel CC, Plentz RD, Sbruzzi G. Continuous positive airway pressure reduces blood pressure in patients with obstructive sleep apnea; a systematic review and meta-analysis with 1000 patients. J Hypertens. 2014;32(9):1762–73.

38. Gonçalves SC, Martinez D, Gus M, de Abreu-Silva EO, Bertoluci C, Dutra I, et al. Obstructive sleep apnea and resistant hypertension: a case-control study. Chest. 2007;132(6):1858–62.

39. Oliveira AC, Martinez D, Massierer D, Gus M, Gonçalves SC, Ghizzoni F, et al. The anti-hypertensive effect of positive airway pressure on resistant hypertension of patients with obstructive sleep apnea: a randomized, double-blind, clinical trial. Am J Respir Crit Care Med. 2014;190(3):345–7.

40. Iftikhar IH, Valentine CW, Bittencourt LR, Cohen DL, Fedson AC, Gíslason T, et al. Effects of continuous positive airway pressure on blood pressure in patients with resistant hypertension and obstructive sleep apnea: a meta-analysis. J Hypertens. 2014;32(12):2341–50.

41. Muxfeldt ES, Margallo V, Costa LM, Guimarães G, Cavalcante AH, Azevedo JC, et al. Effects of continuous positive airway pressure treatment on clinic and ambulatory blood pressures in patients with obstructive sleep apnea and resistant hypertension: a randomized controlled trial. Hypertension. 2015;65(4):736–42.

42. Feldstein CA. Blood pressure effects of CPAP in nonresistant and resistant hypertension associated with OSA: a systematic review of randomized clinical trials. Clin Exp Hypertens. 2016;38(4):337–46.

43. Lubianca JN, Faccin CS, Fuchs FD. Oral contraceptives: a risk factor for uncontrolled blood pressure among hypertensive women. Contraception. 2003;67(1):19–24.

44. Lubianca JN, Moreira LB, Gus M, Fuchs FD. Stopping oral contraceptives: an effective blood pressure-lowering intervention in women with hypertension. J Hum Hypertens. 2005;19(6):451–5.

45. Casanova G, Bossardi Ramos R, Ziegelmann P, Spritzer PM. Effects of low-dose versus placebo or conventional-dose postmenopausal hormone therapy on variables related to cardiovascular risk: a systematic review and meta-analyses of randomized clinical trials. J Clin Endocrinol Metab. 2015;100(3):1028–37.

46. Cooper CJ, Murphy TP, Cutlip DE, Jamerson K, Henrich W, Reid DM, et al. CORAL Investigators. Stenting and medical therapy for atherosclerotic renal-artery stenosis. N Engl J Med. 2014;370(1):13–22.

47. Jenks S, Yeoh SE, Conway BR. Balloon angioplasty, with and without stenting, versus medical therapy for hypertensive patients with renal artery stenosis. Cochrane Database Syst Rev. 2014;12:CD002944.

48. Symplicity HTN-1 Investigators. Catheter-based renal sympathetic denervation for resistant hypertension: durability of blood pressure reduction out to 24 months. Hypertension. 2011;57(5):911–7.

49. Esler MD, Krum H, Schlaich M, Schmieder RE, Böhm M, Sobotka PA, Symplicity HTN-2 Investigators. Renal sympathetic denervation for treatment of drug-resistant hypertension: one-year results from the Symplicity HTN-2 randomized, controlled trial. Circulation. 2012;126(25):2976–82.

50. Bhatt DL, Kandzari DE, O'Neill WW, D'Agostino R, Flack JM, Katzen BT, et al. Symplicity HTN-3 Investigators. A controlled trial of renal denervation for resistant hypertension. N Engl J Med. 2014;370(15):1393–401.

51. Rosa J, Widimský P, Waldauf P, Lambert L, Zelinka T, Táborský M, et al. Role of adding spironolactone and renal denervation in true resistant hypertension. Hypertension. 2016;67(2):397–403.

52. Oliveras A, Armario P, Clarà A, Sans-Atxer L, Vázquez S, Pascual J, et al. Spironolactone versus sympathetic renal denervation to treat true resistant hypertension: results from the DENERVHTA study—a randomized controlled trial. J Hypertens. 2016;34:1863–71.

53. Mathiassen ON, Vase H, Bech JN, Christensen KL, Buus NH, Schroeder AP, et al. Renal denervation in treatment-resistant essential hypertension. A randomized, SHAM-controlled, double-blinded 24-h blood pressure-based trial. J Hypertens. 2016;34(8):1639–47.

54. Azizi M, Sapoval M, Gosse P, Monge M, Bobrie G, Delsart P, et al. Renal Denervation for Hypertension (DENERHTN) Investigators. Optimum and stepped care standardised antihypertensive treatment with or without renal denervation for resistant hypertension (DENERHTN): a multicentre, open-label, randomised controlled trial. Lancet. 2015;385:1957–65.

55. Azizi M, Pereira H, Hamdidouche I, Gosse P, Monge M, Bobrie G, et al. Adherence to antihypertensive treatment and the blood pressure–lowering effects of renal denervation in the renal denervation for hypertension (DENERHTN) trial. Circulation. 2016;134(12):847–57.

56. Bhatt DL, Gersh BJ. Ruminations about renal denervation. Circulation. 2016;134:267–9.

57. Schiavon CA, Drager LF, Bortolotto LA, Amodeo C, Ikeoka D, Berwanger O, et al. Role of metabolic surgery on blood pressure control. Curr Atheroscler Rep. 2016;18(8):50.

58. Schauer PR, Bhatt DL, Kirwan JP, Wolski K, Brethauer SA, Navaneethan SD, et al. STAMPEDE Investigators. Bariatric surgery versus intensive medical therapy for diabetes—3-year outcomes. N Engl J Med. 2014;370(21):2002–13.

59. Schiavon CA, Bersch-Ferreira AC, Santucci EV, Oliveira JD, Torreglosa CR, Bueno PT, et al. Effects of bariatric surgery in obese patients with hypertension: The GATEWAY randomized trial (Gastric Bypass to Treat Obese Patients With Steady Hypertension). Circulation. 2017 Nov 13; [Epub ahead of print].

60. Brook RD, Appel LJ, Rubenfire M, Ogedegbe G, Bisognano JD, Elliott WJ, et al. American Heart Association Professional Education Committee of the Council for High Blood Pressure Research, Council on Cardiovascular and Stroke Nursing, Council on Epidemiology and Prevention, and Council on Nutrition, Physical Activity. Beyond medications and diet: alternative approaches to lowering blood pressure: a scientific statement from the American Heart Association. Hypertension. 2013;61(6):1360–83.

61. Shi L, Zhang D, Wang L, Zhuang J, Cook R, Chen L. Meditation and blood pressure: a meta-analysis of randomized clinical trials. J Hypertens. 2017 Apr;35(4):696–706.

62. Macklin EA, Wayne PM, Kalish LA, Valaskatgis P, Thompson J, Pian-Smith MC, et al. Stop Hypertension with the Acupuncture Research Program (SHARP): results of a randomized, controlled clinical trial. Hypertension. 2006;48(5):838–45.

63. Veterans Administration Cooperative Study Group on Antihypertensive Agents. Effects of treatment on morbidity in hypertension. Results in patients with diastolic blood pressures averaging 115 through 129 mmHg. JAMA. 1967;202(11):1028–34.

64. Fuchs FD, Klag MJ, Whelton PK. The classics: a tribute to the fiftieth anniversary of the randomized clinical trial. J Clin Epidemiol. 2000;53(4):335–42.

65. Veterans Administration Cooperative Study Group on Antihypertensive Agents. Effects of treatment on morbidity in hypertension. II. Results in patients with diastolic blood pressures averaging 90 through 114 mmHg. JAMA. 1970;213(7):1143–52.

66. Fuchs FD. The corporate bias and the molding of prescription practices: the case of hypertension. Braz J Med Biol Res. 2009;42(3):224–8.

67. Gus M, Fuchs FD. Eplerenone in mild heart failure. N Engl J Med. 2011;364:1370–1.

68. Fuchs FD. The ADVANCE trial. Lancet. 2008;371:25.

69. Fuchs FD. Are the eutrophic effects of ARBs real? Hypertension. 2006;48:E18.

70. Fuchs FD. It is time to stop comparing blood pressure-lowering drugs with placebo. Arch Intern Med. 2006;166:1786.

71. Fuchs FD, Gus M, Ribeiro JP. ASCOT-BPLA. Lancet. 2006;367:205.

72. Fuchs FD. JNC-7 versus renin-based strategies for optimal anti-hypertensive drug treatment. Am J Hypertens. 2005;18:572.

73. Fuchs FD. Effects of different blood-pressure-lowering regimens on major cardiac events. Lancet. 2004;363:332.

74. Fuchs FD. May we die twice? Hypertension. 2003;42:e8.

75. Fuchs FD. Losartan for cardiovascular disease in patient's with and without diabetes in the LIFE study. Lancet. 2002;359:2203.

76. Fuchs FD. What does STOP-2 tell us about management of hypertension? Lancet. 2000;355:651.

77. Fuchs FD, DiNicolantonio JJ. Angiotensin receptor blockers for prevention of cardiovascular disease: where does the evidence stand? Open Heart. 2015;2:e000236.

78. Fuchs FD. The role of angiotensin receptor blockers in the prevention of cardiovascular and renal disease: time for reassessment? Evid Based Med. 2013;18:44–7.

79. Fuchs FD. Diuretics are still essential drugs for the management of hypertension. Exp Rev Cardiovasc Ther. 2009;7:591–8.

80. Fuchs FD. Common blood pressure treatments lower the risk of major cardiovascular events. Evid Based Healthcare. 2004;8:153–5.

81. Fuchs FD. Diuretics: drugs of choice for the initial management of patients with hypertension. Expert Rev Cardiovasc Ther. 2003;1:35–41.

82. Fuchs FD. Diuretics: again the first step in the treatment of most patients with hypertension. Curr Control Trials Cardiovasc Med. 2001;2:244–8.

83. Working Party MRC. Medical Research Council trial of treatment of hypertension in older adults: principal results. Br Med J. 1992;304:405–12.

84. Hansson L, Lindholm L, Niskanen L, Lanke J, Hedner T, Niklason A, et al. Effect of angiotensin converting enzyme inhibition compared with conventional therapy on cardiovascular morbidity and mortality in hypertension: the Captopril Prevention Project (CAPPP) randomised trial. Lancet. 1999;353:611–6.

85. Hansson L, Lindholm L, Ekbom T, Dahlöf B, Lanke J, Scherstén B, et al. Randomised trial of old and new antihypertensive drugs in elderly patients: cardiovascular mortality and morbidity the Swedish Trial in Old Patients with Hypertension–2 study. Lancet. 1999;354:1751–6.

86. Hansson L, Hedner T, Lund-Johansen P, Kjeldsen SE, Lindholm LH, Syvertsen JO, et al. Randomised trial of effects of calcium-antagonists compared with diuretics and beta-blockers on cardiovascular morbidity and mortality in hypertension: the Nordic Diltiazem (NORDIL) study. Lancet. 2000;356:359–65.

87. Neal B, MacMahon S, Chapman N, Blood Pressure Lowering Treatment Trialists' Collaboration. Effects of ACE inhibitors, calcium antagonists, and other blood pressure-lowering drugs: results of prospectively designed overviews of randomised trials. Lancet. 2000 Dec 9;356(9246):1955–64.

88. Turnbull F, Neal B, Algert C, Chalmers J, Woodward M, MacMahon S. Effects of different blood-pressure-lowering regimens on major cardiovascular events: results of prospectively-designed overviews of randomised trials. Lancet. 2003;362:1527–35.

89. Brown MJ, Palmer CR, Castaigne A, Leew PW, Mancia G, Rosenthal T, et al. Morbidity

and mortality in patients randomised to double-blind treatment with a long-acting calcium-channel blocker or diuretic in the International Nifedipine GITS Study (INSIGHT). Lancet. 2000;356(9227):366–72.

90. Mancia G, Brown M, Castaigne A, de Leeuw P, Palmer CR, Rosenthal T, et al. INSIGHT. Outcomes with nifedipine GITS or co-amiloride in hypertensive diabetics and nondiabetics in Intervention as a Goal in Hypertension (INSIGHT). Hypertension. 2003;41:431–6.

91. The Antihypertensive and Lipid-Lowering Treatment to Prevent Heart Attack Trial (ALLHAT). Major outcomes in high-risk hypertensive patients randomized to angiotensin-converting enzyme inhibitor or calcium channel blocker vs diuretic. JAMA. 2002;288(23):2981–97.

92. ALLHAT Officers. Major cardiovascular events in hypertensive patients randomized to doxazosin vs. chlorthalidone. JAMA. 2000;283:1967–75.

93. Wright JT Jr, Dunn JK, Cutler JA, Davis BR, Cushman WC, Ford CE, et al. ALLHAT Collaborative Research Group. Outcomes in hypertensive black and nonblack patients treated with chlorthalidone, amlodipine, and lisinopril. JAMA. 2005;293(13):1595–608.

94. Wright JT Jr, Harris-Haywood S, Pressel S, Barzilay J, Baimbridge C, Bareis CJ, et al. Clinical outcomes by race in hypertensive patients with and without the metabolic syndrome: Antihypertensive and Lipid-Lowering Treatment to Prevent Heart Attack Trial (ALLHAT). Arch Intern Med. 2008;168(2):207–17.

95. Rahman M, Pressel S, Davis BR, Nwachuku C, Wright JT, Whelton PK, et al. Renal outcomes in high-risk hypertensive patients treated with an angiotensin converting enzyme inhibitor or a calcium channel blocker vs a diuretic: a report from the Antihypertensive and Lipid-Lowering Treatment to Prevent Heart Attack Trial (ALLHAT). Arch Intern Med. 2005;165(8):936–46.

96. Barzilay JI, Davis BR, Cutler JA, Pressel SL, Whelton PK, Basile J, et al. Fasting glucose levels and incident diabetes mellitus in older nondiabetic adults randomized to receive 3 different classes of antihypertensive treatment: a report from the Antihypertensive and Lipid-Lowering Treatment to Prevent Heart Attack Trial (ALLHAT). Arch Intern Med. 2006;166(20):2191–01.

97. Davis BR, Kostis JB, Simpson LM, Black HR, Cushman WC, Einhorn PT, et al. Heart failure with preserved and reduced left ventricular ejection fraction in the Antihypertensive and Lipid-Lowering Treatment to Prevent Heart Attack Trial. Circulation. 2008;118(22):2259–67.zé.

98. Dhruva SS, Huang C, Spatz ES, Coppi AC, Warner F, Li SX, et al. Heterogeneity in early responses in ALLHAT (Antihypertensive and Lipid-Lowering Treatment to Prevent Heart Attack Trial). Hypertension. 2017;70:94–102.

99. Briegeen G, Girvin BG, Johnston GD. Comparison of the effects of a 7-day period of noncompliance on blood pressure control using three different antihypertensive agents. J Hypertens. 2004;22:1409–14.

100. Puttnam R, Davis BR, Pressel SL, Whelton PK, Cushman WC, Louis GT, et al. Association of 3 different antihypertensive medications with hip and pelvic fracture risk in older adults secondary analysis of a randomized clinical trial. JAMA Intern Med. 2017;177(1):67–76.

101. Bokrantz T, Ljungman C, Kahan T, Boström KB. Thiazide diuretics and the risk of osteoporotic fractures in hypertensive patients. Results from the Swedish Primary Care Cardiovascular Database. J Hypertens. 2017;35:188–97.

102. SHEP Cooperative Research Group. Prevention of stroke by antihypertensive drug treatment in older persons with isolated systolic hypertension. JAMA. 1991;265(24):3255–64.

103. Beckett NS, Peters R, Fletcher AE, Staessen JA, Liu L, Dumitrascu D, et al. HYVET Study Group. Treatment of hypertension in patients 80 years of age or older. N Engl J Med. 2008;358(18):1887–98.

104. Thomopoulos C, Parati G, Zanchetti A. Effects of blood pressure lowering on outcome incidence in hypertension: 5. Head-to-head comparisons of various classes of antihypertensive drugs—overview and meta-analyses. J Hypertens. 2015;33:1321–41.

105. Dorsch MP, Gillespie BW, Erickson SR, Bleske BE, Weder AB. Chlorthalidone reduces cardiovascular events compared with hydrochlorothiazide: a retrospective cohort analysis. Hypertension. 2011;57:689–94.

106. Psaty BM, Lumley T. Furberg CD. Meta-analysis of health outcomes of chlorthalidone-based

vs non-chlorthalidone-based low-dose diuretic therapies. JAMA. 2004;292(1):43–4.

107. Roush GC, Holford TR, Guddati AK. Chlorthalidone compared with hydrochlorothiazide in reducing cardiovascular events: systematic review and network meta-analyses. Hypertension. 2012;59:1110–7.

108. Ernst ME, Carter BL, Goerdt CJ, Steffensmeier JJ, Phillips BB, Zimmerman MB, et al. Comparative antihypertensive effects of hydrochlorothiazide and chlorthalidone on ambulatory and office blood pressure. Hypertension. 2006;47(3):352–8.

109. Messerli FH, Makani H, Benjo A, Romero J, Alviar C, Bangalore S. Antihypertensive efficacy of hydrochlorothiazide as evaluated by ambulatory blood pressure monitoring: a meta-analysis of randomized trials. J Am Coll Cardiol. 2011;57(5):590–600.

110. Peterzan MA, Hardy R, Chaturvedi N, Hughes AD. Meta-analysis of dose-response relationships for hydrochlorothiazide, chlorthalidone, and bendroflumethiazide on blood pressure, serum potassium, and urate. Hypertension. 2012;59:1104–9.

111. Pareek AK, Messerli FH, Chandurkar NB, Dharmadhikari SK, Godbole AV, Kshirsagar PP, et al. Efficacy of low-dose chlorthalidone and hydrochlorothiazide as assessed by 24-h ambulatory blood pressure monitoring. J Am Coll Cardiol. 2016;67(4):379–89.

112. SPRINT Research Group, Wright JT Jr, Williamson JD, Whelton PK, Snyder JK, Sink KM, Rocco MV, et al. A randomized trial of intensive versus standard blood-pressure control. N Engl J Med. 2015;373(22):2103–16.

113. Fuchs SC, Poli-de-Figueiredo Carlos E, Figueiredo-Neto JA, Scala LC, Whelton PK, Mosele F, et al. Effectiveness of chlorthalidone plus amiloride for the prevention of hypertension: the PREVER-Prevention randomized clinical trial. J Am Heart Assoc. 2016;5(12):e004248.

114. Fuchs FD, Scala LC, Vilela-Martin JF, Bandeira-de-Mello R, Mosele F, Whelton PK, et al. Effectiveness of chlorthalidone/amiloride versus losartan in patients with stage I hypertension: results from the PREVER-Treatment randomized trial. J Hypertens. 2016;34(4):798–806.

115. PROGRESS Collaborative Group. Randomised trial of a perindopril-based blood-pressure-lowering regimen among 6105 individuals with previous stroke or transient ischaemic attack. Lancet. 2001;358(9287):1033–41.

116. Franse LV, Pahor M, Di Bari M, Somes GW, Cushman WC, Applegate WB. Hypokalemia associated with diuretic use and cardiovascular events in the Systolic Hypertension in the Elderly Program. Hypertension. 2000;35(5):1025–30.

117. Zillich AJ, Garg J, Basu S, Bakris GL, Carter BL. Thiazide diuretics, potassium, and the development of diabetes: a quantitative review. Hypertension. 2006;48(2):1–6.

118. Guerrero P, Fuchs FD, Moreira LM, Martins VM, Bertoluci C, Fuchs SC, et al. Blood pressure-lowering efficacy of amiloride versus enalapril as add-on drugs in patients with uncontrolled blood pressure receiving hydrochlorothiazide. Clin Exp Hypertens. 2008;30(7):553–64.

119. Brown MJ, Williams B, Morant SV, Webb DJ, Caulfield MJ, Cruickshank JK, et al. Effect of amiloride, or amiloride plus hydrochlorothiazide, versus hydrochlorothiazide on glucose tolerance and blood pressure (PATHWAY-3): a parallel-group, double-blind randomised phase 4 trial. Lancet Diabetes Endocrinol. 2016;4(2):136–47.

120. Fuchs FD. Blood pressure-lowering drugs: essential therapy for some patients with normal blood pressure. Expert Rev Cardiovasc Ther. 2004;2(5):771–5.

121. Thompson AM, Hu T, Eshelbrenner CL, Reynolds K, He J, Bazzano LA. Antihypertensive treatment and secondary prevention of cardiovascular disease events among persons without hypertension: a meta-analysis. JAMA. 2011;305(9):913–22.

122. Law MR, Morris JK, Wald NJ. Use of blood pressure lowering drugs in the prevention of cardiovascular disease: meta-analysis of 147 randomised trials in the context of expectations from prospective epidemiological studies. BMJ. 2009;338:B1665.

123. Dahlöf B, Devereux RB, Kjeldsen SE, Julius S, Beevers G, Faire U, et al. for the LIFE study group. Cardiovascular morbidity and mortality in the Losartan Intervention for Endpoint Reduction in Hypertension Study (LIFE): a randomised trial against atenolol. Lancet. 2002;359(9311):995–1003.

124. Dahlöf B, Sever PS, Poulter NR, Wedel H, Beevers DG, Caulfield M, et al. Prevention of cardiovascular events with an antihypertensive regimen of amlodipine adding perindopril as required versus atenolol adding bendroflumethiazide as required, in the Anglo-Scandinavian Cardiac Outcomes

Trial—Blood Pressure Lowering Arm (ASCOT-BPLA). Lancet. 2005;366(9489):895–906.

125. Karagiannis A, Athyros VG, Papageorgiou A, Tziomalos K, Elisaf M. Should atenolol still be recommended as first-line therapy for primary hypertension? Hellenic J Cardiol. 2006;47(5):298–307.

126. Kato J, Eto T. Diuretics in the LIFE study. Lancet. 2004;364(9432):413.

127. Julius S, Kjeldsen SE, Weber M, Brunner HR, Ekman S, Hansson L, et al. VALUE Trial Group. Outcomes in hypertensive patients at high cardiovascular risk treated with regimens based on valsartan or amlodipine: the VALUE randomised trial. Lancet. 2004;363(9426):2022–31.

128. Weber MA, Julius S, Kjeldsen SE, Brunner HR, Ekman S, Hansson L, et al. Blood pressure dependent and independent effects of antihypertensive treatment on clinical events in the VALUE trial. Lancet. 2004;363:2049–51.

129. Investigators ONTARGET, Yusuf S, Teo KK, Pogue J, Dyal L, Copland I, Schumacher H, et al. Telmisartan, ramipril, or both in patients at high risk for vascular events. N Engl J Med. 2008;358(15):1547–59.

130. Lithell H, Hansson L, Skoog I, Elmfeldt D, Hofman A, Olofsson B, et al. SCOPE Study Group. The Study on Cognition and Prognosis in the Elderly (SCOPE): principal results of a randomized double-blind intervention trial. J Hypertens. 2003;21(5):875–86.

131. Yusuf S, Sleight P, Anderson C, Teo K, Copland I, Ramos B, et al. TRANSCEND Investigators. Effects of the angiotensin-receptor blocker telmisartan on cardiovascular events in high-risk patients intolerant to angiotensin-converting enzyme inhibitors: a randomized controlled trial. Lancet. 2008;372(9644):1174–83.

132. Yusuf S, Diener HC, Sacco RL, Cotton D, Ôunpuu S, Lawton WA, et al. PRoFESS Study Group. Telmisartan to prevent recurrent stroke and cardiovascular events. N Engl J Med. 2008;359(12):1225–37.

133. McMurray JJ, Holman RR, Haffner SM, Bethel A, Holzhauer B, Hua TA, et al. NAVIGATOR Study Group. Effect of valsartan on the incidence of diabetes and cardiovascular events. N Engl J Med. 2010;362(16):1477–90.

134. Yusuf S, Healey JS, Pogue J, Chrolavicius S, Flather M, Hart RG, et al. ACTIVE I Investigators. Irbesartan in patients with atrial fibrillation. N Engl J Med. 2011;364(10):928–38.

135. Haller H, Ito S, Izzo JL Jr, Januszewicz A, Katayama S, Menne J, et al. ROADMAP Trial Investigators. Olmesartan for the delay or prevention of microalbuminuria in type 2 diabetes. N Engl J Med. 2011;364(10):907–17.

136. Imai E, Chan JC, Ito S, Yamasaki T, Kobayashi F, Haneda H, et al. ORIENT Study Investigators. Effects of olmesartan on renal and cardiovascular outcomes in type 2 diabetes with overt nephropathy: a multicentre, randomised, placebo-controlled study. Diabetologia. 2011;54(12):2978–86.

137. Mauer M, Zinman B, Gardiner R, Suissa S, Sinaiko A, Strand T, et al. Renal and retinal effects of enalapril and losartan in type 1 diabetes. N Engl J Med. 2009;361(1):40–51.

138. Xie X, Liu Y, Perkovic V, Li X, Ninomiya T, Hou W, et al. Renin–angiotensin system inhibitors and kidney and cardiovascular outcomes in patients with CKD: a Bayesian network meta-analysis of randomized clinical trials. Am J Kidney Dis. 2016;67(5):728–41.

139. Bangalore S, Kumar S, Wetterslev J, Messerli FH. Angiotensin receptor blockers and risk of myocardial infarction: meta-analyses and trial sequential analyses of 147 020 patients from randomised trials. BMJ. 2011;342:d2234.

140. van Vark LC, Bertrand M, Akkerhuis KM, Brugts JJ, Fox K, Mourad JJ, Boersma E. Angiotensin-converting enzyme inhibitors reduce mortality in hypertension: a meta-analysis of randomized clinical trials of renin–angiotensin–aldosterone system inhibitors involving 158 998 patients. Eur Heart J. 2012;33:2088–97.

141. Cheng J, Zhang W, Zhang X, Han F, Li X, He X, Li Q, Chen J. Effect of angiotensin-converting enzyme inhibitors and angiotensin II receptor blockers on all-cause mortality, cardiovascular deaths, and cardiovascular events in patients with diabetes mellitus: a meta-analysis. JAMA Intern Med. 2014;174:773–85.

142. Patel A, ADVANCE Collaborative Group, MacMahon S, Chalmers J, Neal B, Woodward M, Billot L, Harrap S, et al. Effects of a fixed combination of perindopril and indapamide on macrovascular and microvascular outcomes in patients with type 2 diabetes mellitus (the

ADVANCE trial): a randomised controlled trial. Lancet. 2007;370(9590):829–40.

143. Elgendy IY, Huo T, Chik V, Pepine CJ, Bavry AA. Efficacy and safety of angiotensin receptor blockers in older patients: a meta-analysis of randomized trials. Am J Hypertens. 2015;28:576–85.

144. Bangalore S, Fakheri R, Wandel S, Toklu B, Wandel J, Messerli FH. Renin angiotensin system inhibitors for patients with stable coronary artery disease without heart failure: systematic review and meta-analysis of randomized trials. BMJ. 2017 Jan 19;356:j4.

145. Disertori M, Latini R, Barlera S, Franzosi MG, Staszewsky L, Maggioni AP, et al. GISSI-AF Investigators. Valsartan for prevention of recurrent atrial fibrillation. N Engl J Med. 2009;360:1606–17.

146. Goette A, Schön N, Kirchhof P, Breithardt G, Fetsch T, Häusler KG, et al. Angiotensin II–Antagonist in Paroxysmal Atrial Fibrillation (ANTIPAF) trial. Circ Arrhythm Electrophysiol. 2012;5:43–51.

147. Yamashita T, Inoue H, Okumura K, Kodama I, Aizawa Y, Atarashi H, et al. Randomized trial of angiotensin II–receptor blocker versus dihydropiridine calcium channel blocker in the treatment of paroxysmal atrial fibrillation with hypertension (J-RHYTHM II Study). Europace. 2011;13:473–9.

148. Retraction—Combination Treatment of Angiotensin-II Receptor Blocker and Angiotensin-Converting-Enzyme Inhibitor in Non-diabetic Renal Disease (COOPERATE): a randomised controlled trial. Lancet 2009; 374(9697):1226.

149. Retraction—Valsartan in a Japanese population with hypertension and other cardiovascular disease (JIKEI HEART STUDY): a randomised, open-label, blinded endpoint morbidity–mortality study. Lancet 2013; 382 (9895):843.

150. Retraction—Effects of valsartan on morbidity and mortality in uncontrolled hypertensive patients with high cardiovascular risks: KYOTO Heart Study. Eur Heart J 2013; 34(14):1023.

151. Bolli R. Reflections on the irreproducibility of scientific papers. Circ Res. 2015;117:665–6.

152. Ioannidis JP. Acknowledging and overcoming nonreproducibility in basic and preclinical research. JAMA. 2017;317:1019–20.

153. Savoia C, Touyz RM, Endemann DH, Pu Q, Ko EA, De Ciuceis C, Schiffrin EL. Angiotensin receptor blocker added to previous antihypertensive agents on arteries of diabetic hypertensive patients. Hypertension. 2006;48:271–7.

154. Fuchs FD, Guerrero P, Gus M. What is next when the first blood pressure–lowering drug is not sufficient? Expert Rev Cardiovasc Ther. 2007;5(3):435–9.

155. Pepine CJ, Handberg EM, Cooper-DeHoff RM, Marks RG, Kowey P, Messerli FH, et al. for the INVEST Investigators. A calcium antagonist vs a non-calcium antagonist hypertension treatment strategy for patients with coronary artery disease. The International Verapamil-Trandolapril Study (INVEST): a randomized controlled trial. JAMA. 2003;290(21):2805–16.

156. Law MR, Morris JK, Wald NJ. Lowering blood pressure to prevent myocardial infarction and stroke: a new preventive strategy. Health Technol Assess. 2003;7(31):1–94.

157. Jamerson K, Weber MA, Bakris GL, Dahlöf B, Pitt B, Shi V, et al. ACCOMPLISH Trial Investigators. Benazepril plus amlodipine or hydrochlorothiazide for hypertension in high-risk patients. N Engl J Med. 2008;359(23):2417–28.

158. Wilhelmsen L, Berglund G, Elmfeldt D, Fitzsimons T, Holzgreve H, Hosie J, et al. Beta-blockers versus diuretics in hypertensive men: main results from the HAPPHY trial. J Hypertens. 1987;5:561–72.

159. Wikstrand J, Warnold I, Olsson G, Tuomilehto J, Elmfeldt D, Berglund G. Primary prevention with metoprolol in patients with hypertension. Mortality results from the MAPHY study. JAMA. 1988;259:1976–82.

160. Williams B, MacDonald TM, Morant S, Webb DJ, Sever P, McInnes G, et al. Spironolactone versus placebo, bisoprolol, and doxazosin to determine the optimal treatment for drug-resistant hypertension (PATHWAY-2): a randomised, double-blind, crossover trial. Lancet. 2015;386(10008):2059–68.

161. Investigators RHOT, Krieger EM, Drager LF, Giorgi DM, Krieger JE, Pereira AC, et al. Resistant hypertension optimal treatment trial: a randomized controlled trial. Clin Cardiol. 2014;37(1):1–6.

162. Bobrie G, Frank M, Azizi M, Peyrard S, Boutouyrie P, Chatellier G, et al. Sequential nephron blockade versus sequential renin angiotensin system blockade in resistant hypertension: a prospective, randomized, open blinded endpoint study. J Hypertens. 2012;30(8):1656–64.

163. Azizi M, Perdrix L, Bobrie G, Frank M, Chatellier G, Ménard J, et al. Greater efficacy of aldosterone blockade and diuretic reinforcement vs. dual renin-angiotensin blockade for left ventricular mass regression in patients with resistant hypertension. J Hypertens. 2014;32(10):2038–44.

164. Williamson JD, Supiano MA, Applegate WB, Berlowitz DR, Campbell RC, Chertow GM, et al. Intensive vs standard blood pressure control and cardiovascular disease outcomes in adults aged ≥75 years: a randomized clinical trial. JAMA. 2016;315(24):2673–82.

165. Gonçalves CB, Moreira LB, Gus M, Fuchs FD. Adverse events of blood-pressure-lowering drugs: evidence of high incidence in a clinical setting. Eur J Clin Pharmacol. 2007;63(10):973–8.

166. Thomopoulos C, Parati G, Zanchetti A. Effects of blood-pressure-lowering treatment in hypertension: 9. Discontinuations for adverse events attributed to different classes of antihypertensive drugs: meta-analyses of randomized trials. J Hypertens. 2016;34(10):1921–32.

167. Trevisol DJ, Moreira LB, Fuchs FD, Fuchs SC. Health-related quality of life is worse in individuals with hypertension under drug treatment: results of population-based study. J Hum Hypertens. 2012;26(6):374–80.

168. Neaton JD, Grimm RH Jr, Prineas RJ, Stamler J, Grandits GA, Elmer PJ, et al. Treatment of Mild Hypertension Study. Final results. Treatment of Mild Hypertension Study Research Group. JAMA. 1993;270:713–24.

169. Sobrinho S, Correia LC, Cruz C, Santiago M, Paim AC, Meireles B, et al. Occurrence rate and clinical predictors of hypertensive pseudocrisis in emergency room care. Arq Bras Cardiol. 2007;88(5):579–84.

170. Patel KK, Young L, Howell EH, Hu B, Rutecki G, Thomas G, et al. Characteristics and outcomes of patients presenting with hypertensive urgency in the office setting. JAMA Intern Med. 2016;176(7):981–8.

171. Park SK, Kim WJ, Lee DY, Lee SY, Park HS, Kim HW, et al. Comparing the clinical efficacy of resting and antihypertensive medication in patients of hypertensive urgency: a randomized, control trial. J Hypertens. 2017;35(7):1474–80.

172. Kim S, Shin DW, Yun JM, Hwang Y, Park SK, Ko YJ. Medication adherence and the risk of cardiovascular mortality and hospitalization among patients with newly prescribed antihypertensive medications. Hypertension. 2016;67:506–12.

173. Fuchs SC, Ferreira-da-Silva AL, Moreira LB, Neyeloff JL, Fuchs FC, Gus M, et al. Efficacy of isolated home blood pressure monitoring for blood pressure control: randomized controlled trial with ambulatory blood pressure monitoring—MONITOR study. J Hypertens. 2012;30(1):75–80.

174. Uhlig K, Patel K, Ip S, Kitsios GD, Balk EM. Self-measured blood pressure monitoring in the management of hypertension: a systematic review and meta-analysis. Ann Intern Med. 2013;159:185–94.

175. Omboni S, Gazzola T, Carabelli G, Parati G. Clinical usefulness and cost effectiveness of home blood pressure telemonitoring: meta-analysis of randomized controlled studies. J Hypertens. 2013;31(3):455–67.

176. Castro MS, Fuchs FD, Santos MC, Maximiliano P, Gus M, Moreira LB, et al. Pharmaceutical care program for patients with uncontrolled hypertension. Report of a double-blind clinical trial with ambulatory blood pressure monitoring. Am J Hypertens. 2006;19(5):528–33.

177. Jacobs U, De Castro MS, Fuchs FD, Ferreira MB. The influence of cognition, anxiety and psychiatric disorders over treatment adherence in uncontrolled hypertensive patients. PLoS One. 2011;6(8):e22925.

178. Santschi V, Chiolero A, Colosimo AL, Platt RW, Taffé P, Burnier M, et al. Improving blood pressure control through pharmacist interventions: a meta-analysis of randomized controlled trials. J Am Heart Assoc. 2014;3(2):e000718.

索　引

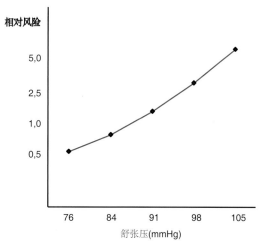

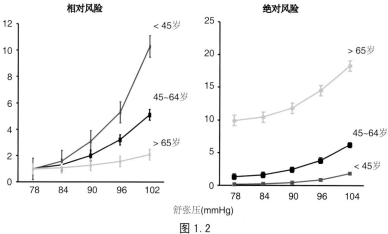

图 1.2

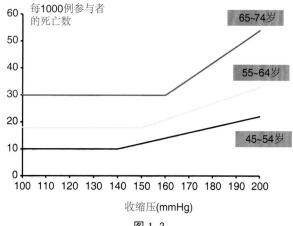

图 1.3

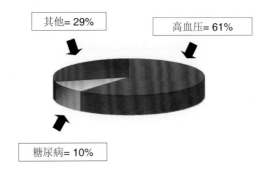

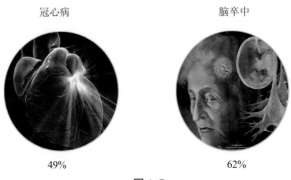

图 1.5

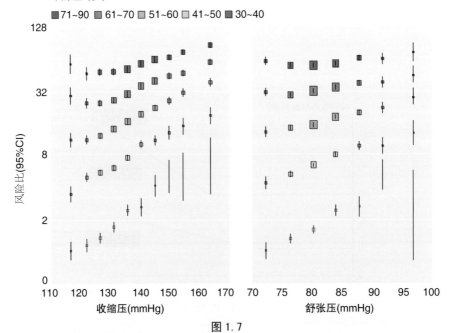

图 1.7

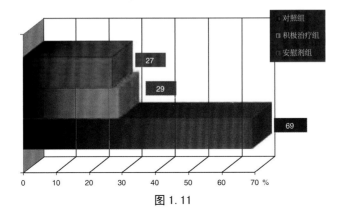

图 1.11

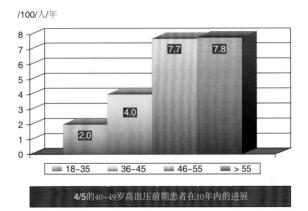

图 1.16（上图）

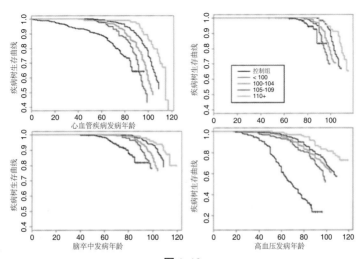

图 1.18

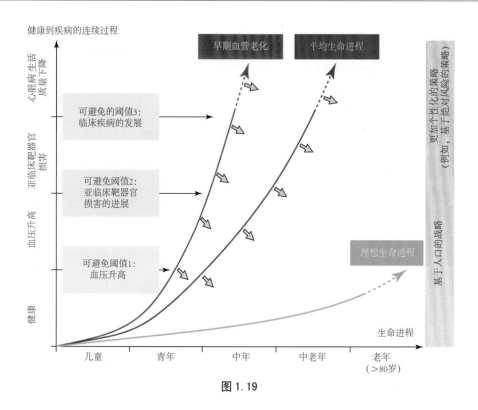

图 1.19

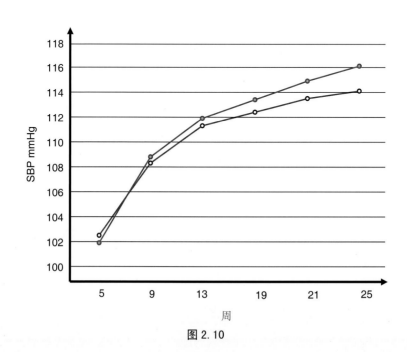

图 2.10

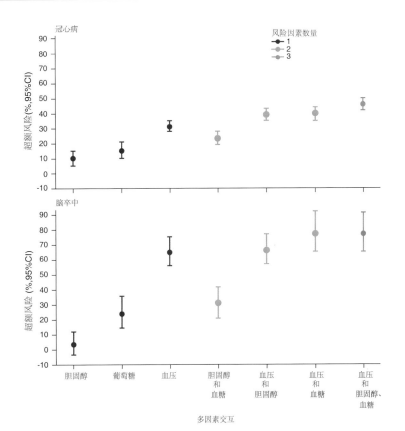

图 2.11

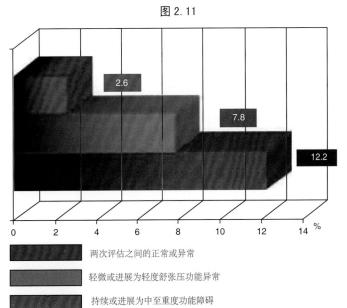

图 3.10

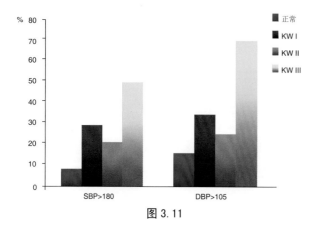

图 3.11

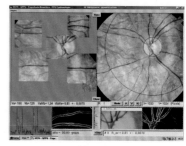

图 3.13

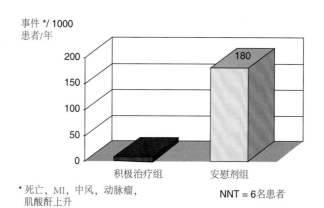

* 死亡，MI，中风，动脉瘤，
肌酸酐上升

NNT = 6名患者

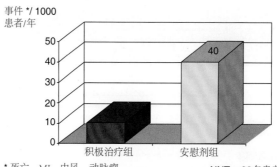

* 死亡，MI，中风，动脉瘤，
肌酸酐上升

NNT = 33名患者

图 4.6

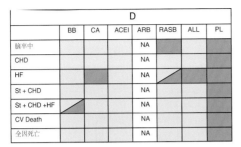

D	BB	CA	ACEI	ARB	RASB	ALL	PL
脑卒中				NA			
CHD				NA			
HF				NA			
St + CHD				NA			
St + CHD +HF				NA			
CV Death				NA			
全因死亡				NA			

ACE-I	D	BB	CA	ARB	ALL	PL
脑卒中		NA				
CHD		NA				
HF		NA				
St + CHD		NA				
St + CHD +HF		NA				
CV Death						
全因死亡						

BB	D	CA	ACEI	ARB	RASB	ALL	PL
脑卒中			NA				
CHD			NA				
HF			NA				
St + CHD			NA				
St + CHD +HF			NA				
CV Death				NA			
全因死亡							

ARB	D	BB	CA	ACEI	ALL	PL
脑卒中	NA					
CHD	NA					
HF	NA					
St + CHD	NA					
St + CHD +HF	NA					
CV Death	NA	NA				
全因死亡	NA					

CA	D	BB	ACEI	ARB	RASB	ALL	PL
脑卒中							
CHD							
HF							
St + CHD							
St + CHD +HF							
CV Death							
全因死亡							

RASB	D	BB	CA	ALL	PL
脑卒中					
CHD					
HF					
St + CHD					
St + CHD +HF					
CV Death					
全因死亡					

图 4. 11

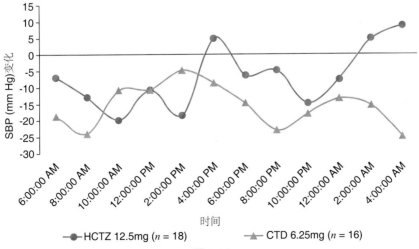

图 4. 12

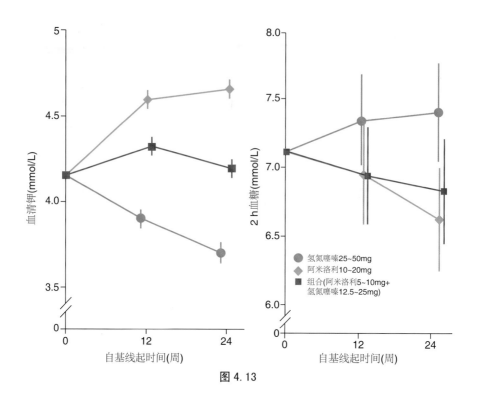

图 4.13

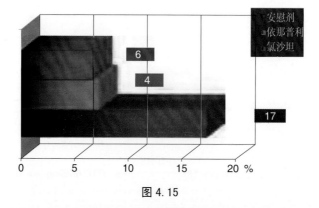

图 4.15